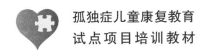

孤独症儿童康复教育
试点项目培训教材

孤独症儿童训练个案集

主　编　贾美香　魏青云

编　者（按姓名汉语拼音排序）

柴夏梦　成　林　程　霞　程昀晗　范琳琳

韩　梅　侯丽丽　胡　婷　黄　晗　黄　云

姬富霞　贾　萌　李　娇　李　然　李　双

李海慧　李红伟　李江涛　李珊珊　李淑芬

刘　琪　刘建芳　马　晶　马志红　裴佳宁

彭旦媛　闪　珊　孙　聪　孙　丁　孙　蕾

汪　莉　王　鹤　王　静　王利娴　吴　婧

吴丹丹　武亚琼　肖雪娟　徐柳宁　徐珊珊

杨　倩　杨　双　杨智然　于海悦　臧姗姗

张春月　张东林　张晓芳　赵莉娜　赵铜环

郑源文　朱晓波

U0256695

北京大学医学出版社

GUDUZHENG ERTONG XUNLIAN GE'AN JI

图书在版编目（CIP）数据

孤独症儿童训练个案集/贾美香，魏青云主编. —北京：
北京大学医学出版社，2016.10（2018.6 重印）
ISBN 978-7-5659-1491-1

Ⅰ．①孤… Ⅱ．①贾… ②魏… Ⅲ．①小儿疾病 – 孤独症 – 康
复训练 Ⅳ．① R749.940.9

中国版本图书馆 CIP 数据核字（2016）第 255372 号

孤独症儿童训练个案集

主　　编：贾美香　魏青云
出版发行：北京大学医学出版社
地　　址：（100191）北京市海淀区学院路 38 号　北京大学医学部院内
电　　话：发行部 010-82802230；图书邮购 010-82802495
网　　址：http ://www.pumpress.com.cn
E – mail : booksale@bjmu.edu.cn
印　　刷：中煤（北京）印务有限公司
经　　销：新华书店
责任编辑：药　蓉　　责任校对：金彤文　　责任印制：李　啸
开　　本：710 mm × 1000 mm　1/16　印张：10　字数：203 千字
版　　次：2016 年 10 月第 1 版　2018 年 6 月第 2 次印刷
书　　号：ISBN 978-7-5659-1491-1
定　　价：35.00 元

前　言

　　近年来，随着患有孤独症谱系障碍儿童发病率的逐年上升，通过专业人员的共同努力，国外大量的有实证支持的研究和方法被引入我国。其中，行为干预（behavioral interventions）一直是 NAP（national autism project，美国国家孤独症项目）报告 [美国国家标准项目（NSP）和美国国家标准项目第 2 期（NSP2）] 中被认为已经建立实证研究的干预方法之一。应用行为分析（applied behavior analysis，ABA）被认为是目前最为科学有效的干预技术之一。应用行为分析是一门科学，该科学有系统地将从行为原则推导出来的策略，应用在改善社会重要行为上，并使用实验方法找出造成该行为改变的变量（Cooper JO，Heron TE，Heward WL. Applied Behavior Analysis，2nd edition. London：Prentice Hall，2007）。目前，全世界的孤独症儿童康复教育都以应用行为分析为理论基础，并且已得到大量翔实的实验数据支持，是国际医疗与教育系统认可的康复方法之一。

　　目前，国内从事孤独症儿童康复教育的一线教师以及孤独症孩子家长可通过多种渠道了解应用行为分析的基本原理，但通常在理论过渡到实践的过程中会遇到很多障碍。大家有时只是一味地照搬理论，并未充分分析实际情况就进行干预，有时不知如何灵活运用不同的理论方法指导实践。依照目前应用行为分析在孤独症儿童康复教育实践中普遍存在的问题的共同点，我们特别邀请北京市多名孤独症康复专业教师编写了本书，特别感谢他们翔实的案例总结和分享。

　　本书收录的教学随笔，都是工作在特殊教育岗位上的一线教师教学经验的总结，其中，不乏理论基础扎实、实践操作经验丰富的优秀教师。他们在一线教学过程中，根据儿童的不同基础能力和问题表现，科学、灵活地运用 ABA 的原理与方法，如强化、辅助、塑造、链接、任务分析、泛化等，帮助孤独症儿童习得各种技能，建立新的期望的行为，改变问题行为或他人不期望的行为。例如，在书中您会看到教师如何选择儿童的强化物并在教学中有效利用强化物；您也可以看到教师如何把一个目标任务进行目标分解，通过小步子教学法，一步一步地帮助孤独症儿童学会发音说话，学会提要求，学习接受新事物、新环境；您还可以看到教师如何从专业的角度去分析和解决孩子在训练和干预中存在的问题，在建立孩子的新技能时，我们应该如何及时辅助并撤出辅助……

　　本书旨在收集一线教师的个案心得，通过故事的形式，生动形象地描绘教学事件，重现问题解决的场景。通过阅读本书，家长们可以了解怎样将 ABA

原理及方法与儿童日常生活中的问题联系在一起；通过阅读本书，专业从事孤独症特殊教育的人员能够在训练过程中遇到类似问题时参考书中的干预方案，具体问题具体分析。同时，本书也是一本个案集，读者通过一个个的案例分析和总结，得到启发并将其用于教学实践中。

因编写时间紧，本书还存在一定的局限性，如收集的素材还不足以覆盖大家在教学中的全部主题，随笔的撰写缺少部分理论介绍，教学技巧以"下里巴人"的讲故事的形式呈现给读者。在后期的修订版中，我们也会针对此做出修改，尽量完善，以帮助更多的读者解决现实教育教学中的难题。

本书的所有教学素材均来源于孤独症儿童及家长，他们每天都会给我们最新的教学资源，教会我们运用新的知识，帮助我们提升各项技能，向我们展示了坚韧的品质和勇敢面对困难的决心。感恩我们能与他们一起奋斗，感谢他们选择与我们牵手同行，感谢组织和参与本书编写的所有人，感谢中国残疾人联合会康复部、北京市孤独症儿童康复协会对本书的大力支持。

编者
2016 年 9 月

目　录

1. 可怕的橡皮泥

2015 年 12 月 16 日，2 岁 10 个月的毛毛在中心开始了早期干预。初到中心时毛毛不会说话，不和人对视，不听指令，理解能力弱，哭闹得很厉害。经过 1 周时间的适应，毛毛已经能安坐，不再哭闹。现在的毛毛学会了听从很多指令和模仿很多内容，和老师的配合也越来越好。语言一直是干预的重点。半年来毛毛学会了"爸爸""妈妈""拜拜""啊""毛毛""萝卜""胳膊""嘟"这些发音。

毛毛刚来的时候是姥姥、姥爷带来的。姥姥对于孩子不会说话很着急，希望孩子能尽快改善发音。在训练后期姥姥看到孩子一点一点在进步，也开始慢慢明白，原来训练的成果是点点滴滴的努力汇集成的。之后，毛毛的家人与老师也愈发配合，开始主动给老师反馈问题了。

刚过完儿童节的第一周，有一天睡前我收到毛毛妈妈的一条信息。内容大概是说中心给儿童开设了精细课，老师要求孩子把橡皮泥搓成条以练习手部精细动作和手眼协调能力，但是毛毛却连碰都不想碰橡皮泥，并且十分惧怕，一碰到橡皮泥就哭闹不止，像是让他碰什么洪水猛兽一样，根本没办法完成老师安排的学习任务。一开始爸爸和妈妈尝试在家让毛毛练习搓橡皮泥，但效果不佳，而且孩子越来越排斥橡皮泥。这时毛毛妈妈向我求助，希望我能想办法让孩子不再惧怕橡皮泥。

毛毛妈妈语气急切，却又无能为力，只能把希望寄托在老师身上。我看完信息后先安抚了毛毛妈妈的情绪，告诉她不要太着急，并了解了具体情况，答应毛毛妈妈会想办法让孩子慢慢接触橡皮泥的。

第二天我先去找班级老师了解了毛毛上精细课的情况，借了橡皮泥作为教具，之后又问了毛毛姥姥在家练习的一些具体问题。上课时我试着让毛毛捏一捏橡皮泥，果然如毛毛妈妈所说的一样，他很害怕、很排斥，躲得远远的，坚决不碰橡皮泥。我一拿起橡皮泥他就使劲推我拿着橡皮泥的手，连看都不想看一下。

我想既然他是因为害怕橡皮泥而排斥，那就可以参考系统脱敏的原理，使用回合式教学法（discrete trial teaching，DTT），让他不再害怕也不再排斥橡皮泥。

系统脱敏疗法（systematic desensitization）又称交互抑制法，是由美国学者沃尔帕创立和发展的。这种方法主要是诱导求治者缓慢地暴露于导致神经症焦虑、恐惧的情境，并通过心理的放松状态来对抗这种焦虑情绪，从而达到消除焦虑或恐惧的目的。系统脱敏法的程序是逐渐加大刺激的程度。系统脱敏法的关键是确定引起过激反应的事件或物体。显而易见，引起毛毛过激反应的物体是橡皮泥。

利用此原理就是要先让毛毛放松心情来对抗这种焦虑、恐惧的情绪，从而慢慢消除这种恐惧的情绪（即慢慢接受橡皮泥）。

孩子必须先学会每项技能的第一步，才可以开始学第二步。我们可以把技能分成很小的步骤，这叫分解目标。比如，要教孩子学会配对物品或图片，先要教他学习相配一模一样的物品。老师先把一件物品（比如一个杯子）放在面前的桌子上，然后把一个同样的杯子拿给孩子，并说："把它放在一样的东西旁边，把一样的放一起。"（配对）在这个过程中一定要使用"提示"和"强化"来促使孩子正确反应，完成要求。学会了这第一步之后，第二步就要在桌子上摆放两件物品（比如一个杯子和一个球），孩子必须在摆放之前辨别和区分。由于孩子已经练习过前面的内容，第二步就会容易一些。ABA 把每项技能分成很小的步骤练习，就是为了使孩子在学习中更容易得到成功，尽量使他们减少挫败感。

在毛毛的事件中我定了 4 个目标：第一步毛毛可以碰粘有橡皮泥的手机屏幕，第二步毛毛可以碰到手机上的橡皮泥，第三步毛毛可以按手机上的橡皮泥，第四步泛化粘橡皮泥的物品和场所从而达到可以玩橡皮泥的目的。

毛毛喜欢一边听歌一边拉着我的手跳舞，我一直用手机播放音乐来作为毛毛的强化物。于是我把一小块橡皮泥粘在了手机屏幕上，让毛毛自己来按播放 / 暂停的按钮。回合式教学操作方法为：拿出强化物也就是手机吸引毛毛注意力→发指令"打开音乐"→毛毛手指按粘着橡皮泥的手机屏幕（播放按钮）→得到强化物音乐。一开始橡皮泥离播放按钮很远，毛毛不愿意碰触手机，好像在对我说："好可怕的橡皮泥啊，我不要碰！我不要碰！"然后，他拉着我的手让我来按。我尝试拉着他的手放在屏幕上，他很害怕，但是我很快地就让他的手指按到了播放键，音乐响起来的时候他很高兴，不再有惧怕的情绪。同时课后我也告知毛毛的姥姥这个方法，让家长这两天在家里不要强迫他去捏橡皮泥，用同样的方法把橡皮泥粘在毛毛喜欢的玩具上面，慢慢接触。经过两天的时间他已经不再排斥手指接触粘有橡皮泥的手机屏幕，于是我就把橡皮泥又粘得靠近了播放按钮一点。

拿手机吸引毛毛→发指令"按播放键"→得到强化物音乐。经过了一周的时间，橡皮泥已经移到了播放键上面，毛毛可以把手指按在橡皮泥上了！他不再害怕橡皮泥了！我真的很高兴他可以做到。我把这个消息告诉了毛毛的姥姥，他的姥姥也特别高兴，一个劲儿地夸毛毛好棒。

后来我又把橡皮泥粘在需要配对的卡片上，在毛毛做配对卡片的项目时，需要用手拿着四周都粘了橡皮泥的卡片，具体操作如下：吸引注意力→发指令"把水杯和水杯放在一起"→（毛毛）拿起粘了橡皮泥的水杯卡片放在桌子上的水杯卡片上→抱着毛毛飞一圈（得到强化物）。这次他很快就能拿着粘有橡皮泥的卡片了，就算手指捏着橡皮泥也不会害怕。接着我把他喜欢的玩具和能接触的项目都进行了泛化，终于他在教室里不害怕接触橡皮泥了！

接下来我会跟毛毛的姥姥、姥爷、爸爸、妈妈一起努力帮助毛毛把这个项目泛化到精细课和家里，让他再也不会害怕橡皮泥、排斥橡皮泥，并且教会他如何捏橡皮泥、搓橡皮泥，最后让他能喜欢上玩橡皮泥。希望毛毛的进步越来越大，也越来越开心！

点评

　　老师在教学中观察得很细致，文章切合主题，立意新颖，能从专业的角度剖析，给出实际的建议与操作方法。对于毛毛害怕橡皮泥的事情，老师利用DTT、系统脱敏原理，从毛毛的动机（音乐）入手，利用分解教学一步一步地进行练习，直到毛毛克服恐惧情绪。

　　但是，这里还存在一点不足，就是在给毛毛进行脱敏练习的时候，比如开始把橡皮泥粘到手机屏上时，老师可以针对此再多一些更具体的描述。因为毛毛肯定不是在老师拉手的时候一下子就能克服恐惧把手放在手机屏上的。老师可以更加详细地分解一下，比如先是手碰触手机屏1秒、2秒、3秒……直到毛毛完全地脱离老师的帮助。

2. 期待了3年的"妈妈"

跳跳是一个3岁的小男孩，2012年8月16日我第一次见到他。爸爸、妈妈、爷爷、奶奶、姑姑全家人陪着这么一个可爱的孩子来到机构。他是一个不会说话并且问题行为很多（自伤、打人、随地打滚）的"坏孩子"。我刚来机构的时候，经常会看到他边哭边喊地躺在楼下大厅的地上，旁边的大人们束手无策，只能用一种很无奈的眼神求助于我们校长。后来，我接下了这个叫跳跳的孩子。在课堂上，只要不如意或是得不到满足他就会"爆发"，除了哭闹什么也不干。

在我初次接触跳跳之后，我发现这孩子还是有一定的理解和模仿能力的，只是家长和孩子的沟通方式不恰当。在和他的妈妈沟通的过程中我得知，跳跳在两岁左右的时候偶尔会叫"妈妈""爸爸"，仅此而已。他的妈妈一边流泪，一边说："我们很想让孩子学会说话，再叫一声妈妈，希望老师能帮帮我们。"我嘴上说："没事的，您别着急，慢慢来。"但实际上，在当时对于刚步入特殊教育行业不久的我来说，这实在是有很大压力的。

我当时只是负责跳跳的个训课。在上课前我准备了很多强化物。好在努力没白费，在第2周的第2天跳跳竟然主动地跟我进了教室。他的妈妈看到跳跳主动地跟我进去，激动地说："老师，您真厉害，我们之前上早教机构，跳跳真的是对老师拳打脚踢啊，您用的什么方法啊？"我说："其实不是我厉害，只是我抓住了跳跳的强化物而已，让他在我这里可以得到强化物，慢慢地对我放松戒备。"我暗喜自己成功了一小步。

于是，我正式开启了跳跳的康复之旅。因为他妈妈的一句话，我决定要在最短的时间内让孩子叫妈妈，下面是孩子学习叫妈妈的过程。

待跳跳有了一定的配合以及各方面的能力有一定的提升之后，我觉得应该加入跳跳的语言训练。孩子有一定的模仿能力，但是由于嘴部肌张力大，对于嘴部的模仿不好，更不会让我去碰触他的嘴巴，所以我先给跳跳进行嘴部的脱敏。开始时是我的手碰到他的嘴巴，还没等他反应过来，我就会给他强化。逐渐地我会碰他的嘴巴1秒并立即给予强化，然后我会碰他的嘴巴3秒并立即给予强化，然后不断延长碰触时间并给予强化。下课后，我把有效的方法介绍给他的妈妈，让家长在家尝试着进行，但是他的妈妈给我的反馈是，跳跳根本不让别人碰他的嘴巴。我就一步一步地跟他的妈妈说："强化一定要及时，进行练习之前一定要吸引他的注意力。"经过一遍又一遍的练习，跳跳在家里也可以接受嘴部脱敏了。我暗喜自己又成功了一步。

　　我紧接着开始了下一步。我发"a"音，嘴巴张大，辅助跳跳将下巴张开，然后强化，一次、两次、三次，直到我撤离了辅助，跳跳主动地张开嘴巴。同样的操作方式我又给他妈妈演示了一次。孩子主动张开嘴了，我知道自己又成功了一步。

　　紧接着我就加大了难度，稍微捏一下孩子的脸颊，孩子发出一点点声音，我就立即给予强化。下一个回合依然是我张嘴说"a——"，然后稍微碰触孩子的脸颊等待他发出声音后立即给予强化，一次、两次、三次，直到我不再碰触他的脸颊，他能主动地发音，我立即给予强化。

　　接下来就不是发音就给强化这么简单的问题了，是辅助跳跳发"a"音。即使他发音不是很标准，我也会立即给予强化，一次、两次、三次……直到逐渐撤离辅助。下一步的目标是发出清晰的"a"音并立即给予强化，直到跳跳独立地发出"a"音，我知道我已经成功了很大一步。

　　也许是跳跳感觉到了说话的魅力，接下来发"i""o""m""b"音相对简单了很多。这时候跳跳的舌头还不灵活，只会发一些简单的音，我就做一些简单的唇舌操作并配上吹气等训练。等到跳跳会发"m"音之后，我试图把"a"音和"m"音组合起来，让跳跳尝试发"ma"音。这又是一个不容易的过程。开始时我会发"m——a"，等到跳跳发完"m"音之后我会立即发"a"音。跳跳会模仿发音，但是在两个音节之间跳跳会有几秒的停顿，他连接不好。我就一遍一遍地给他练习、辅助、强化，终于跳跳独立地发出了"ma"音，但是仅限于在个训教室，而且是在有强化物的基础上跟随老师发"ma"音。鉴于此，我每节课都会利用大概10分钟的时间带跳跳去到学校的会议室里面进行同样的练习。逐渐地我会邀请不同的老师去会议室帮我训练跳跳，也就两天的时间，跳跳就可以在会议室任意时间段在任何的老师指令下发"ma"音了。紧接着我用间歇强化让跳跳练习"ma"音，直到好几个回合之后再给强化，跳跳都能够准确地发出"ma"音。接下来我就着重练习"mā ma"两个音了。由于孩子综合能力的提升，很快他就能够准确地发出"mā ma"两个音了。此时，泛化已经不再是问题，跳跳已经具备了自我泛化的能力。我很欣慰自己又成功了一小步。

　　这时候每次下课后我都会让跳跳看到妈妈并听从指令去喊"mā ma"，也会跟妈妈说口袋里面随时装些跳跳的强化物，每次喊"mā ma"时就立即给他强化物。这第一步跳跳只是在执行一个"叫妈妈"的指令。在之后的时间里，我每次下课的时候，包括在楼下看到跳跳时候都会随时进行练习。开始时是发指令"叫妈妈"并且手指向妈妈，跳跳照做，妈妈立即给予强化物。然后就是，我看到妈妈时不再发指令，而仅是手指向妈妈，并嘴唇微动一下做出"ma"的嘴型。跳跳叫"mā ma"，妈妈立即给予强化物。接下来，我只是手指向妈妈，嘴唇不动，跳跳叫"mā ma"，妈妈立即给予强化。然后是吸引跳跳的注视，让跳跳看到妈妈后叫"mā ma"，妈妈立即给予强化。最后，当跳跳主动喊"mā ma"时，妈妈给了他一个大大的奖励并抱起来飞高高。之后跳跳每次都主动地喊"mā ma"并自己感觉很开心,得到了自我强化。最后,就是在生活中不断地进行维持训练。

就这样,"mā ma"两个音一步步地被我们塑造出并维持下来。跳跳会喊"mā ma"了,我开心的同时心里也放松了许多。最开心的当然是跳跳的妈妈了,期待了3年的"妈妈",愿望终于达成了。这也给我自己增强了信心。

当然这样还没完,跳跳要学的还很多,用同样的方法我教会跳跳叫"bà ba""yé ye""nǎi nai""gū gu"了。随着跳跳自身能力的提升,以及跟家长的及时沟通,跳跳的行为问题逐渐得到改善。他的肢体动作丰富了,语言丰富了,也会提简单的要求了,因此他也就不会经常性地打滚、要脾气了。

点评

成功体验对于一般孩子来说,或许是件很容易的事,但对于跳跳来说,并非是一件很容易的事。因此老师为他降低标准,为他创设成功的机会,使他从不难获得的成功体验中获得自信。当他获得点滴进步时老师则夸大他的进步、成绩,从而调动他心里的积极因素,同时让他产生一种期望自己能有更大成绩的心理,而这种自信对于孩子来说是极其重要的。另外,在特殊教育的领域里,不仅需要有教师和专家的参与,更需要家长的参与,双方共同努力对其发展障碍进行干预将会取得更好的效果。跳跳的妈妈和老师一起配合泛化孩子的发音,才使孩子取得了更快的进步。

3. 对陌生人过敏的塔塔

"程老师，你来，这是塔塔，以后就由你负责塔塔的教学了。"教学主管张老师把我带到咨询室介绍说。我面前的塔塔蜷缩在妈妈的怀抱里，眼泪吧嗒吧嗒地滴着，表情既害怕又委屈。我赶紧递给塔塔一个水晶球并安抚他："宝贝，别害怕，跟程老师来。"妈妈抱着塔塔跟我来到教室，看到教室已预备好的各色玩具，塔塔便要求从妈妈怀里下来，开始放下戒备心，逐一试探玩具，敲敲这个，摸摸那个。

看见孩子很开心地与我互动，还要求在我的板夹上画画，塔塔妈妈也放松了下来并对我说："程老师，我们家孩子特别怕人，家里来生人了就号啕大哭，自己立刻躲到卧室里，今天倒不怕您了。"

小家伙看着可爱机灵，但是对人怎么这么敏感呢？我不解地问："家里很少有人来走动吗？"

塔塔妈妈说："是呀，因为孩子怕，所以我们很少邀请别人来家里。"

我问："那您或者爷爷奶奶经常带孩子出去跟小朋友们玩吗？"

塔塔妈妈回答说："我和他爸爸白天都上班，只有晚上有空陪他，有时会带他出去逛个超市或商场，孩子都还不错，不怎么哭闹。白天基本都是爷爷和奶奶带他，老人家年纪大了，我们又住在6楼，没有电梯，他们也很少带孩子下楼，有时晚上在小区里溜达，塔塔看见小朋友们就要走开。"

"很少下楼？最长时间多久没下楼？"这个话题引起了我很大的兴趣。

"最长大概1个月吧。"塔塔妈妈吞吞吐吐地说。

眼前的塔塔，还在忙碌地摆弄各种玩具，时不时拿一样过来凑到我面前跟我分享。通过这半个小时的观察，塔塔已经看了我10次，到我面前6次，向我提了4次要求，主动拍我2次。这样一个机灵的小朋友，有这么强烈的自我发起需求，怎么会对人如此敏感呢？根据对塔塔的观察和对妈妈的访谈，我推测似乎是因为长期与其他人隔绝，缺少愉快相处的体验，使得孩子患上了对人过敏症。

正式入园后，一开始塔塔上课都很难与父母分离，紧紧搂着妈妈的脖子不放手。我通常会拿着塔塔最喜欢的蓝莓豆和水晶球来迎接塔塔，然后陪他在教室外玩一会，慢慢地引导孩子走进教室。进教室后，塔塔做的第一件事就是把教室门关上，然后再开始玩玩具。每当教室门前有脚步声，塔塔就会像受惊的小鸟一样放下手里的玩具抱紧我。中途如果我要带塔塔上厕所，小家伙宁愿尿裤子也不愿意开门。

经过和塔塔父母的沟通，在塔塔入园的第2天，我正式开始了针对塔塔对人过敏的干预。

第2天，我和李老师提前沟通好，请她帮助塔塔进行第一步的脱敏。当我和塔塔正在开心地玩玩具时，突然有人敲门。塔塔依然很惊慌地抱紧我，我抱着塔塔打开门，原来李老师带着遥遥来给我们送玩具啦。塔塔看见门外站着的老师和孩子哭得更厉害了。我说："咦，塔塔，你看，遥遥哥哥来给我们送水晶球了。"遥遥说："塔塔，给你水晶球。"说完，李老师便带着遥遥离开了。此时，塔塔慌张地关上门。我把水晶球递给塔塔，他一边哭一边把玩着。我安慰道："塔塔，李老师和遥遥哥给塔塔水晶球了，你看，一闪一闪的，里面还有小鱼，真好玩。"塔塔啜泣了几声，便开始向我展示水晶球，并高兴地玩了起来。

小家伙终于尝到了与陌生人互动的第一个甜头。

在第3天，李老师带着遥遥来到我们的教室门外，分别给塔塔带来了最喜欢的水晶球和棒棒糖，递给塔塔后他们便迅速离开。塔塔仍然很慌张，但是可以自己伸手去接水晶球和棒棒糖了，真是棒极啦！

在第4天，当李老师带着遥遥来敲门时，塔塔透过玻璃窗看到后，居然主动地站起来自己开门啦。看到这一幕，我开心极了，塔塔已经开始接受李老师和遥遥了。

在第5天，当我带塔塔进教室时，他不再要求关门和锁门了，而是同意让门敞开着。当李老师和遥遥再次出现时，我邀请他们走进教室给塔塔食物和玩具，塔塔没有拒绝也没有哭闹，小家伙进步越来越大了。

周末两天休息后，塔塔回到中心，我没有立即加速脱敏的步伐，而是给塔塔一天的缓冲时间。

到周二时，塔塔听到隔壁李老师和遥遥的声音时，居然会手指着声源的方位，嘴里"啊啊、嗯嗯"地说着，仿佛在告诉我："程老师，你听，是遥遥哥哥呀！"

接下来的几天时间，当塔塔看到李老师和遥遥哥哥带着一大筐玩具和零食来到自己教室时，居然高兴地跳了起来，而且并不排斥他们进教室。就这样，塔塔和遥遥平静地相处了3分钟。在这3分钟时间里，我和李老师不停地给塔塔和遥遥好吃的，还给了塔塔3个水晶球。

之后的5天，遥遥在塔塔的教室停留的时间越来越长了，最长接近10分钟。这可乐坏了塔塔的妈妈，之前和小朋友相处一秒都不行的塔塔居然可以和小朋友在一起相处这么长时间了。

有一天，当塔塔提出要"面面"的时候，我说："程老师没有面面了，遥遥哥哥有，我们去找遥遥哥哥要。"小家伙自己站了起来，走出教室。虽然我们的教室离遥遥的教室不过三五步路，可是塔塔在走廊里还是走走停停，时不时抱着我的腿。走到遥遥的教室门口时，我把塔塔抱了起来，并辅助他敲门。开门后，李老师开心地说道："哇，塔塔来了，我们这里有好多好吃的，有仙贝、MM豆、棒棒糖……都给你。"见塔塔没有扭头退缩的意思，我试探性地放下塔塔，但是依然紧贴在他身后。塔塔接过好吃的东西马上吃起来，此时，遥遥在李老师的引导下，也给塔塔喂好吃的。看见塔塔吃得这么高兴，我对塔塔说："你给遥遥哥哥一个薯片吧。"没想到塔塔立刻拿起手中的薯片喂遥遥。塔塔居然不害怕了呢！

塔塔对李老师和遥遥的脱敏已经初显成功。后续的日子，我每天都带塔塔去两次遥遥的教室，让两个孩子一起玩一会儿，维持塔塔与遥遥的互动。同时，我也开始跟白老师和许老师沟通，请她们以同样的方式与塔塔互动，塔塔表现得都不错，开始接受小朋友们来教室给他送好吃的和好玩的。

在塔塔和 3 个小朋友都能稳定相处后，我开始把塔塔带到集体课环境中，帮助塔塔面对更多的人。塔塔的第一次集体课体验是许老师的音乐课，里面有遥遥、小高这两位塔塔都熟悉的小朋友。音乐课临下课前 5 分钟，我把塔塔抱到音乐教室，在一旁坐着。他仍坐在我的腿上，一边看着其他小朋友跟着老师做音乐模仿操，一边舔着棒棒糖，这样的音乐课好享受呀！塔塔居然乖乖地坐到下课，这可出乎我们的意料了！这可是他第一次到音乐教室，第一次在一个空间中面对 8 个人呢！

在接下来的几次尝试后，塔塔已经能在音乐课中坐一整节课了，并且会自发地跟着老师做模仿操。塔塔对小朋友、老师的脱敏已经成功了一大步。

在中心，除了老师和小朋友，每天还有很多家长，他们都坐在等候区中。这也是塔塔脱敏的好情境和好机会呀！入园 1 个月后，塔塔已经会说 30 个词了，还能正确地用语言提要求。每当塔塔学了新的词句后，我便把塔塔带到等候区"表演"说话和提要求，家长们都会给塔塔掌声和夸奖。塔塔的自信心构建起来了，越发地敢面对大家说话，甚至还会主动地要等候区的家长们抱抱，再也不惧怕大家了，十分可爱。

短短的 1 个月，一个对人过敏的塔塔已经成长为一个爱笑爱说的塔塔了。爸爸妈妈看到塔塔的变化也开始积极地联络同事和亲朋好友的孩子来跟塔塔玩耍，帮助孩子在更多的情境下进行脱敏。现在的塔塔，不仅能跟小朋友们一起玩耍和分享食物，还会主动拥抱和亲吻自己的好朋友了。在游乐场和小区公园，塔塔能够主动参与游戏，看到人不再退缩了。

在教学时，孩子的技能习得不是一蹴而就的。我们要给孩子成长的时间，一步一步改变环境，给予孩子支持和帮助。只要我们多一些耐心和技巧，教学中便会处处有惊喜。

点评

  老师采用了行为塑造的方法，将"使塔塔能与陌生人肢体接触并互动"这一目标进行分解，一步一步对塔塔进行脱敏。开始，面对手拿自己喜欢的物品的小朋友，塔塔从一开始关上门哭，到主动开门自己伸手去拿喜欢的物品并敞着门等待其他小朋友的到来，再到与小朋友能够相处3分钟、10分钟、一节课。然后，塔塔逐渐地能够与3个小朋友相处，再到8个小朋友，最后塔塔终于可以主动靠近并接触陌生的家长和小朋友，并进行基本的互动……在教学的过程中，老师需配合孩子适应的速度，一步步引导，切不可着急，需给予孩子适应的时间。

4. 小东与龙猫的友谊

　　小东，男孩儿，4 岁半，一直由妈妈照顾。小东来到中心已有半年多的时间，每天的课程安排是 1 节个训课、2 节集体课。

　　小东刚刚来到中心的时候，我听他的妈妈说，小东从 2 岁多开始，就会背诵《三字经》和一些故事情节了，还自学了好多英文单词，并且一遍一遍地指导妈妈正确朗读这些英文单词。他的基本认知和提要求的能力都还不错，视觉配对和模仿能力相对较强，但是等待能力较差。经过一段时间的训练，小东守规矩的能力较之前提升了很多，语言构成也比之前丰富了许多，很多需求表达得也非常准确，综合能力得到很大提高。

　　但是，小东最大的缺陷就是社会性差。这也是一直让我头痛的问题。虽然小东跟我建立了良好的信任关系，对我的眼神关注也比较多，但是小东对同伴完全没有关注，没有同伴对视，更没有同伴模仿。在集体课上表现尤为明显，几乎一节课都是神游的状态。小东的妈妈也一直在向我反映说，小东 3 岁的时候在幼儿园从来不跟小朋友一起玩耍，只是自己摆弄东西，或者自言自语背诵儿歌等。于是我开始思考，怎样才能将小东的兴趣转移到与同伴互动上呢？

　　2016 年 3 月 16 日，教室的角落里放了一个龙猫玩偶。小东像往常一样，跟妈妈再见，与我面对面上课。突然，小东的目光投向教室的角落，两眼放光，一言不发。我能看出来小东很想要这个龙猫玩偶，可是他对这个新成员好奇的同时，也有些许害怕，所以他并没有自发地向我提要求说："我想要龙猫玩偶。"见此情形，我便立即问他："你想要什么？"小东指着龙猫玩偶，斩钉截铁地告诉我："黄老师，我想要那个。"为了奖励小东准确无误地提要求，我立马将龙猫玩偶拿给他作为强化。整节课，小东都在关注着龙猫玩偶，在龙猫玩偶的强化下，小东所有的学习项目完成得都很棒！

　　这时候我便有了这样的想法，我可以引导小东去和他最喜欢的龙猫玩偶交朋友。

　　第 2 天，也就是 2016 年 3 月 17 日，我将龙猫玩偶引入到课堂教学中。

　　首先，我引导小东正确地跟龙猫玩偶打招呼。我先用龙猫玩偶挡住我的脸，目的是让小东与龙猫玩偶面对面。然后我试着变换声音，让自己的声音听起来更像龙猫玩偶。我说："小东，你好啊！"随即，我引导小东回应龙猫玩偶："龙猫玩偶，你好啊！"我立刻强化与龙猫玩偶打招呼的小东。从全语言提示到独立回答，一遍一遍地练习，一遍一遍地强化，小东也在一点一点地进步。到最后，当听到龙猫玩偶说"你好"的时候，小东终于可以独立回应"你好"了！

其次，我运用同样的方法，引导小东与龙猫玩偶交换更多的信息，如："我是男孩。""我今年 4 岁半了。""我今天穿蓝色衣服。""我今天吃了我最爱吃的面条。""今天妈妈送我来的。"……经过 2 个多月的训练，小东习得了与龙猫玩偶进行基本对话的技能。

就这样，小东与龙猫玩偶（由我扮演）的友谊开始了，一系列的假扮游戏自然发生着……

情景一：小东开车载着龙猫玩偶去逛动物园。

上车时，司机小东会将自己和龙猫玩偶的安全带系好。路上，司机小东遇到红灯会等一等，前方有车会按喇叭，遇到十字路口会左拐或者右拐。到站时，司机小东会提醒龙猫玩偶，"我们到站啦。"还会帮助龙猫玩偶解开安全带。进入动物园后，小东开始给龙猫玩偶介绍各种小动物："龙猫，你看，那是熊猫。""龙猫，你看，那是长颈鹿。""龙猫，你看，那是猴子。"龙猫玩偶看到这么可爱的动物，不由地发出笑声，"哈哈哈，我好开心啊，谢谢小东带我来逛动物园。"小东也会很礼貌地说一声："不客气。"

情景二：小东照顾生病的龙猫玩偶。

龙猫玩偶生病了，小东便开始照顾龙猫玩偶，给它打针，给它倒水喝药，给它讲故事，给它铺床，给它盖被子，还给它唱摇篮曲……第二天早晨，小东还会帮助龙猫玩偶去刷牙洗脸。

可是，在泛化的时候我发现，小东只喜欢而且只能和龙猫玩偶进行基本对话。我试着换一种可爱的玩偶去跟小东打招呼，小东只是看一眼，然后完全没有兴趣地转过头。

于是我想，可不可以将小东喜欢的东西和不喜欢的东西进行配对，慢慢地让小东对他不喜欢的东西感兴趣？也就是说，每次龙猫玩偶出现都要带上其他玩偶，甚至可以让它们成为龙猫玩偶的朋友。逐渐地，我将龙猫玩偶撤出，直接让小东与其他玩偶交朋友。

事实证明，这个方法是有效的，因为龙猫玩偶的关系，小东对其他玩偶产生了兴趣……

但是，问题又来了！小东只是局限于与玩偶进行基本对话，并没有真正对"人"感兴趣。

所以，我依然按照配对的方法进行泛化，但是这次是换妈妈来引导。我吩咐小东的妈妈给龙猫玩偶拍一张照片，并把照片洗出来。这张照片要把龙猫玩偶拍得很可爱。然后我让小东的妈妈邀请一位正常的小朋友到家里做客，试着将照片贴到与小东面对面坐着的小朋友胸前。这张照片很大，足以盖住小朋友的胸脯。我先对小东的妈妈进行指导，再由小东的妈妈回家进行教学。据小东的妈妈说，因为小东好久没见到龙猫玩偶了，所以看到家里有位小朋友身上贴着自己最喜欢的龙猫玩偶的照片，他很高兴。

于是小东的妈妈借此时机展开了教学。妈妈发来了一段录像。录像中，小朋友很主动地跟小东打招呼："小东，你好啊！"妈妈便引导小东回应："你好啊！"他的回应里没有"龙猫"两个字。妈妈提醒小朋友可以去跟小东进行信息互换，比如问问小东，"你今天早晨吃的什么？"妈妈依旧引导小东去回应："我今天早晨吃的是面包。"就这样，一问一答，一遍又一遍。录像中的妈妈很有耐心，小东发生错误时，妈妈就进行正确引导、辅助。

2016年6月7日，我又收到小东妈妈发来的一段录像。录像中，小东很开心地回到家，看到贴着龙猫玩偶照片的小朋友在家里。突然，小东主动走到小朋友跟前看着小朋友。虽然小东没有开口说话，但他主动靠近了小朋友，这是最让人开心的一件事。小东的妈妈说："哇，儿子你真棒啊！那你能告诉我他是谁吗？"小东没有说话，过了一会儿，小东小声地自言自语道："这是龙猫。"妈妈惊呆了，心想，过几天就可以把龙猫玩偶的照片撤出去了！

直到今天为止，小东与龙猫的友谊还在进行中……

其实，想要训练孩子的社会性并不是很难，最关键的一点就是要把孩子的动机激发出来，抓住时机，进行基本的对话练习，然后再进行及时有效的泛化。泛化时可以将其喜欢的和不喜欢的配对，逐步撤出其喜欢的，让孩子对他之前不喜欢的产生直接兴趣。教学过程中，要将大目标分解成一个一个的小目标，老师与家长一起努力，一点一滴地进行教授。我相信，每个孩子都会有或大或小的进步。

点评

强化物的选择是教学是否成功的关键步骤。在案例中老师能迅速判断和识别，通过强化物融于活动本身，使活动本身就具备强化作用，孩子进而迅速习得各项技能，甚至是最困难的对话。这说明老师很有教学智慧。在教师、学生、龙猫3个角色能够很好地进行社会互动对话后，教师立即邀请家长、新的朋友加入，对已习得技能进行泛化。通过点滴练习，以龙猫玩具为突破口，全面打开孩子的社交主动性，这便是强化物的巨大作用！

5. 挖掘儿童的绘画能力

正常人有很多种表达方式，比如语言、动作、书写、绘画，最常见的是语言表达方式。但孤独症儿童的语言表达能力往往有限。他们不仅不易与人沟通，亦不会很好地表达自己，甚至没有任何语言。因此与他们进行有效的沟通已成为一个难题。大多数孤独症儿童都停留在自己的世界里，我们常常不明白他们的大脑在想什么。这些孩子有的根本无法与我们沟通。令人庆幸的是，大多数孤独症儿童是图像思维，对他们来说，绘画可以转换成为除语言之外的一种较好的沟通方式。实践证明，孤独症儿童可以通过绘画治疗来提高对外界的关注度，改善感知觉，丰富感知经验，表达自己，抒发内心，提高社交兴趣，从而使孤独症儿童积累的情绪、行为问题得到改善。

1. 从随意涂鸦中了解儿童当前的绘画发展水平

儿童的作画特征表现特别明显，小手一拿起笔的第一反应就是在纸面上快速地涂涂画画。通过观察儿童展现在纸面上的涂画线条，可以推断该儿童骨骼肌肉的发育、手眼协调的情况。通过画面线条可以判断儿童处于涂鸦的哪个阶段（①随意涂鸦：由于动作协调性不够，小肌肉不受控制，画在纸上的是一些凌乱的线条，有时还会将线条画出纸外，没有任何的界面感。②控制性涂鸦：动作协调，小肌肉经过锻炼后有所控制，界面感加强。这时的孩子能在纸上画圆圈。③命名性涂鸦：到了此阶段，孩子虽尚未能画出具体形象，但已经能借图画表达一些意念，一边画一边喃喃自语，画完了还会帮这幅画命名。通过儿童握笔后的绘画操作还可以判断出儿童当时的操作是有意义的思考后动手行为，还是无意义的随意反抗发泄或是借助此引人关注其行为。之后老师应及时给予儿童恰当的引导、干预、关注。

2. 以游戏促进绘画

生理学和心理学研究表明：手的活动，关系到脑的发育，手指的动作的训练对脑细胞可产生好的刺激作用。但孤独症儿童这些方面发展比较落后，同时他们具有社会淡漠表现，对很多事物都没有兴趣。所以可以通过一些手指的游戏，来增加儿童手指的灵活度，促进其手眼协调能力的发展。我们可以通过以下几种方式，加强儿童对色彩的感知和兴趣。

3. 运用更多的刺激物品

在家里或者是在其他儿童经常出现的地方，尽量多地呈现各种色彩的刺激物（如玩具、绘本、床单），通过感官刺激增加儿童对色彩的敏感度。

4. 增加感知经验

孤独症儿童的兴趣范围和认知范围都比较小，头脑中已有的经验也非常少，以至于在绘画的时候感觉无从画起。所以家长可以带孩子多去感受大自然，去动物园、科技馆等场所走一走、转一转，多认识一些事物，增加其感知经验。家长还可以有意识地加以引导，可以在看到某些具体事物的时候，让儿童说出物体的颜色名称。

5. 家长和儿童一起画画

家长可以陪同儿童一起画画，在儿童画得乱七八糟的线条中挑出和物体相似的图形问孩子："这是不是太阳？我们再给它添上几笔就更像太阳了。"或说："这是不是一条小虫？再给小虫吃点小草。"边说边添上简单的笔画（如果孩子没有语言或不会回答的，请家长自问自答）。这样可以增加和维持孩子的绘画兴趣。

6. 耐心引导

孤独症儿童刚会拿笔乱画的时候，完全是一种游戏，家长一定要珍惜儿童绘画兴趣的萌芽期，并恰当地加以引导。经常给儿童色彩鲜艳的笔让他去画，如儿童用红色画大苹果，用绿色画叶子，用黄色画衣服。尽管儿童画不出什么形状，但我们依然要赞美他，因为我们家长的一个拥抱、一个微笑、一句鼓励，就是孩子继续努力、继续前进的动力。

点评

绘画是孤独症儿童的另一种沟通方式，儿童可以在绘画中自发命名，产生兴趣。通过与不同材料的接触培养儿童对色彩的兴趣，加入听音反应的训练，教师帮助儿童从兴趣出发，提升儿童对人物的关注。教师从绘画的角度给予家长专业的建议，对儿童在提高趣味性和社交技能方面有很好的帮助。教师和家长应增加儿童的感知经验，以此提升儿童的认知能力，扩展儿童的社交互动，促进手眼协调的能力。本文同时强调家长的干预至关重要，儿童的进步离不开家长的正确引导。

6. "我能接受新环境了"

　　小宇，是个 3 岁半的小男孩。在个训教室我们初次见面时，这个胖乎乎的小伙子给我留下了深刻的印象。通过一节个训课的接触，我发现他特别喜欢拼板、薯条、音乐鼓，他还喜欢跟着音乐鼓读《三字经》。但是，在陌生的环境中他自言自语比较频繁，尤其是焦虑时更是无法控制。小宇有一定的口语模仿能力，发音也比较清晰，但是理解能力较弱，所以语言总体还处于仿说阶段，无法进行交互语言的练习。比如，当你问他"你叫什么名字"时，他总是仿说一句"你叫什么名字"。小宇可以辨别生活中常见物品、水果、蔬菜等，对其物品的类别、属性、功能却不理解。

　　经过一段时间一对一的个训课训练，小宇已经能够执行简单的生活化指令，理解简单的生活语言，在老师引导下可以配合老师进行康复训练。小宇性格比较内向、倔强，遇到自己不顺心的事在家长面前会大发脾气，他手持物品，屁股重重地坐在地上，重复次数较多（自我刺激），同时发出"哝奈"的声音。小宇在老师面前还能够稍微克制，但是会以哭闹来抗议。经过问题行为功能分析，我发现在逃避手部操作的学习项目时小宇才会出现这种行为。因为手部操作（穿珠子、插雪花片、搭积木）对他来说比较困难，所以我减少了此项目的练习次数，增加强化的频率，同时加快教学速度，不给他自我刺激的时间。等他熟练之后我再逐渐减少强化的频率，增加学习项目的次数，孩子的自我刺激和情绪问题逐渐好转。我将这一方法与家长沟通后，在家庭干预中同样收到效果。同时，小宇的手部操作能力提升很快，在家庭训练中可以熟练地做到叠毛巾、系鞋带、拉拉链、用夹子晾袜子、用筷子夹菜。

　　偶然的一次机会，由于小宇能力的提升，他被调至新的班级，相应的教室和课程都有调整。调整完之后，家长带着小宇来上课，他哭得特别厉害。我诧异地问家长发生了什么事，家长告诉我运动课的教室调整了，小宇哭了一节课。这时候我发现小宇对于新环境的接受能力很弱，因此我向家长了解小宇日常生活中经常活动的场所时，得知他平时去超市只限于"永辉"这一个超市，不愿去其他超市。为了提高小宇的适应能力，我将强化物（拼板和薯条）放在对面的教室门口，当小宇配合学习得到强化时，让小宇自己去拿强化物。最开始小宇会以很快的速度拿回来，训练一段时间后可以停留在门口较长时间。之后，我将强化物放在对面教室里面（门是开着的），和小宇一起去拿。渐渐地，他可以接受对面的教室了。我用同样的方法带小宇去其他教室，等他完全适应之后带他去运动教室。他最开始还是排斥运动教室。我将他喜欢的拼板只留其中几块，其余的都放到运动教室门内。由于他急切想要将拼板放好，因而会进去将拼板拿回来。当他拿回来一次，我便强化一次。最初几块拼板距离很近，之后距离逐渐拉大。小宇从最初的哭着不愿意进去发展到现在完全可以适应运动教室了。家长很开心地告诉我，小宇现在特别喜欢上运动课，跟着运动老师做热身操，做得特别棒。用同样的方法练习了一段时间后，小宇对于环境的适应能力逐渐提升，他可以去另一家超市买他喜欢的东西了。

现阶段，小宇在语言表达方面可以背诵几首儿歌，能够与大人进行简单的问答式对话，主动用语言表达自我需求等。在认知理解方面，他能够在日常生活中辨别并运用颜色、形状、人物、类别、属性，理解物品的功能等。在语言理解方面，他能够理解一些生活化的语言，对于复杂的指令也可很好地完成。在模仿能力方面，他可以跟随音乐做完音乐模仿，同时可以很好地模仿同伴。在团体中，他有一定的参与意识，有与他人互动的意愿，但不能用正确的方式表达。他在团体中能够遵守相应的规矩，但需频繁提醒，否则持续时间不长久。在团体中他对老师的持续关注能力仍欠佳。

小宇的语言表达能力仍有较大的局限性，在日常生活中不能根据情境需要功能性地运用语言，特别是对自我内心想法的表达方面极为欠缺，所以才造成在遇到自己不如意的事情的时候，用行为来表示抗议。针对此方面，我们在训练时要做到：①在日常生活教学情境中，采用多示范，多激发，少提问，少代替，多给小宇创造缺失的环境，让小宇逐步学会功能性地运用语言，为小宇学习社交性语言打下良好的基础。②建立小宇用语言表达所见所闻的习惯，逐步地引导小宇学会表达自我想法。③引导小宇用语言表达，以代替小宇生气时的"哝奈"并逃避的不良行为。④在小宇日常生活教学的周围营造良好的语言环境，以给小宇更多的良性语言的刺激。

小宇的社会性互动处在基础阶段，现在仅仅是有与人交往的意识，会用语言表达他所关注的人。基于此，我们在训练中要做到：①多带小宇在小组中参与集体游戏，由程度好的孩子或者老师在游戏过程中带动、示范与他人互动的方式。②在日常生活教学中多鼓励小宇自己去找其他的大人或者孩子，并进行简单的语言表达。③逐步培养小宇参与他人的游戏以及邀请他人参与游戏的能力。

在情绪调控方面，面对小宇出现情绪问题时，老师不要流露出一点厌烦的情绪，相反，要用一种平静的心态去接纳他，用温和的语言耐心地教育他，或者采取冷处理的方法不理睬他，尊重小宇的人格并且理解他的行为。

经过以上针对性的观察分析，确立目标，制订计划，以及近段时间有效的干预训练，小宇在各方面都有明显改善。现在他可以用语言表达所见所闻，在家人面前发脾气的现象有所减少，并且发脾气时持续的时间以及哭闹的程度都有所减弱。在团体活动中，他能够在大人的提示下参与游戏。小宇能够取得这样的进步，离不开老师和家长的共同努力，但仍有许多方面需要下一步继续加强，期待孩子能够越来越好！

点评

在儿童对于环境的适应能力方面，教师做了很大努力，通过塑造的方式，利用强化物增强儿童动机，一步步地使儿童接受新的环境并能够适应环境，这对于儿童在社交方面适应并接受新的环境做了很好的铺垫。对于儿童自言自语的问题，教师配合家长采取忽视和转移注意力的方法，减少了儿童在独处时间自言自语的频率，同时引导儿童讲述符合情境的语言，提升儿童的语言表达能力。文章结尾处给予家长的意见专业度高、可行性强，对于提升儿童的社交能力有很好的指导作用。家长的配合至关重要，只有做到专业机构与家庭的结合才能更好地提升儿童的能力。

7. 音乐治疗让声音不再尖锐

小艾是一个大眼睛、性格谨慎的男孩，我见到他的时候他已经6岁了。来中心4个月以后，在听说我是音乐治疗专业毕业的之后，他的妈妈找到了我。他的妈妈给我讲了关于小艾的一些事情以及她个人的一些困扰。小艾对声音很敏感，当周围声音尖锐、音量高时，他会尖叫，乱跑，抱着人哭泣，例如音乐课上面的铃铛、体育课上的集合哨、地铁里的发动机声音、过年过节时的鞭炮声。除此之外，在他很高兴和很紧张害怕的时候，他还会伴有大量高频率的自我刺激（双手放于胸前，摇手、抖手，双眼盯着双手）。小艾来中心4个月了，每天上两节个训课程、一节集体音乐课和一节体育课。在听完这些情况以后，我跟他的妈妈谈了很多种的可能，但到底我能帮助他到什么地步，这个也只能具体操作后才知道。不过，大致的目标已在我的头脑中出现：通过音乐治疗进行声音的脱敏，建立面对刺激声音时的合理反应，以及减少手部的自我刺激。

初入音乐治疗室小艾表现得很拘谨，低头侧目看着我。我简单地用吉他弹唱了《问好歌》并做了自我介绍。小艾慢慢地用目光直视我了。在第一节课上我摆出了治疗室里所有的乐器（串铃、木琴、摇铃、沙锤、三角铁、钢琴、吉他、小鼓、响板、双响筒），让小艾挑选自己喜欢的乐器。小艾比较喜欢木制的乐器，因为声音没那么尖锐强烈。我们依次演奏了他喜欢的乐器，伴随着钢琴（由我来演奏）唱了一些儿歌。之后我尝试演奏三角铁（三角铁是铁质的乐器，声音比较尖锐），小艾开始捂耳朵，离开座位并且要阻止我的演奏，嘴里说着："不想听这个，马上停下！"我停下了演奏，然后跟他一起演奏木琴，唱歌曲《虫儿飞》安抚他的情绪。他很喜欢《虫儿飞》这首歌，可以平静地跟我一起演唱。第一次课程我并没有尝试比三角铁更尖锐、音量更大的乐器。因为三角铁的声音似乎要让他情绪失控了。我记录下了他喜欢的乐器（木琴、沙锤）和他喜欢的歌曲（《虫儿飞》）。在接下来的日子里我们也将用这些音乐和乐器建立我们友谊的桥梁。

时间马上就到了第2周，我们依然能在上课的开始唱《问好歌》，相互地问好。之后我加入了乐器的演奏——音乐模仿。这个游戏的重点在于我们会轮流演奏乐器，相互模仿彼此的声音效果。在这个游戏中我们需要认真地听对方的演奏并且做出回应。我们会交换手中的乐器，演奏不同的乐器，听不同的声音。在这个环节我们也加入了三角铁，它短暂的出现并不影响整个大的音乐背景。在这个游戏之后我们加入了另外的音乐游戏——音乐同步，我们一起演唱歌曲并演奏乐器。小艾和我在音乐上互动时，在互动模仿的环节我会间隔1分钟就用钢琴弹奏出不和谐的音程并且加大音量，在这个欢快的互动中小艾也都能安坐在椅子上接受这些声音。在唱歌的环节中每一句的句末我加上了三角铁的演奏，起初两次小艾有捂耳朵的动作，但由于这首《虫儿飞》是他喜欢的歌曲。后面再次出现三角铁声音的时候他已经可以接受，并且还可以自己演奏三角铁。我很高兴小艾这么快就信任我了，并且可以接受这种小型的铁质乐器的声音。

随着我们之间的了解加深，我们配合的默契也在进一步升级。到了第3周，我开始把串铃拿出来演奏我们的歌曲。每当小艾完成串铃演奏的时候，我们就做他最喜欢的音乐模仿。在音乐模仿中，我加上了串铃模仿。我们俩人轮流来演奏钢琴、木琴、串铃、三角铁。在演唱歌曲的时候我们也会一起大声地演唱歌曲（让他适应大音量的说唱），很好地完成了声音的过渡。在这周我引导小艾用不同的指法演奏三角铁、木琴、钢琴，在这个过程中加强他的手部精细操作，代替手部自我刺激。很庆幸小艾在这个过程中一直保持着乐观积极的态度，也让我在跟他一起上课的过程中体验着乐趣，不断地强化着我上课这件事情。

时间像翻书页一样一页一页地翻过来，给人留下的都是彩色图画或者黑白字体的印象。在第4周，我们依然进行着我们的音乐游戏。我们唱歌、演奏乐器，偶尔也会聊聊歌曲。这周我开始加入了摇铃——整个治疗室声音最大的乐器（这个也是音乐课上导致他尖叫乱跑的乐器）。我左手拿着吉他演奏歌曲，右手拿着摇铃用手指弹吉他（摇铃并没有发出声音）。这个乐器的出现让小艾开始捂耳朵，但是他没有离开座位。每当音乐弹奏到他最喜欢的阶段时，我就摇摇铃。小艾会说："换乐器，不要这个。"但是他并没有阻止我的手来弹奏。

这个摇铃还是会带给他很多负性的体验，或者使他的应对方式没有那么恰当。在第5周，我们依然重复加强前几周的音乐游戏，听不同的乐器演奏，增加各种声音刺激。但是在这周对于摇铃的声音，小艾还是捂耳朵。为了使他更快地适应这个声音。每当小艾听到摇铃不捂耳朵的时候我就会发给他一块QQ糖。伴随着吃糖这个行为，小艾接受了摇铃的声音，而且还会主动要求老师摇铃。之后我将糖撤出，在没有奖励的时候他也可以安坐在椅子上来演奏摇铃。这周我很高兴地得到小艾妈妈的积极反馈。在家里小艾面对刺激声音的表现也越来越好，虽然会表现得很害怕但是之前的尖叫和大哭少了很多。

在接下来的时间里，每次上课之前小艾都会满脸堆笑地进教室，进到教室以后也会多次给我提出要求想一起进行他喜欢的音乐游戏。第6周，在之前的治疗项目基础上，加上了哨子。这个时候小艾对哨子的反应也比之前好了很多，没有尖叫、哭泣，但会侧头将耳朵向肩膀靠。这样的方法持续了两周。在之后的音乐课上小艾已经可以根据课堂的需要演奏摇铃。在体育课上听到集合哨声也不会尖叫乱跑。在这几周穿插练习了不同手法，用手指、手臂敲鼓、弹琴。小艾的自我刺激也由第1周的每节课8～10次降到第8周的2～3次。与孩子相处的时间很快乐、很短暂。伴随着孩子们成长，我们每一位老师也在成长。我们最愿意看到的是孩子们一张张可爱的笑脸。最有意义的事情是，我们可以帮助孩子们增加这些笑脸出现的频次。感谢家长的信任和小艾对我的信任，被信任也真的是件很幸福的事情。经过 8 周的音乐治疗，小艾对声音的敏感度降低了很多，可以面对多种声音（摇铃、哨声、地铁里的发动机声）做出合理的反应。我知道我和我的音乐游戏该对小艾说再见了。虽然我很舍不得这个可爱的孩子，也会很想念我们一起游戏的瞬间，但我更希望他拥有美好的童年，在未来去拥抱属于他自己的天空。之后他可以完整正常地上集体课程，并从我的课上转到了 ABA 个训课上。两个月之后他离开了我们中心回到老家去做小学的入学准备，祝他好运！

点评

　　老师在给小艾做音乐治疗前和儿童的妈妈仔细沟通并且充分分析了他可能对于尖锐声音过于敏感的原因。这是给儿童进行音乐治疗的重要一步。通过前期了解老师在给小艾上的第一节课时让他选择自己喜欢的乐器并且让小艾一起演奏。这样既观察了儿童对哪些声音比较不敏感还让儿童对于音乐有了一次快乐的体验，让他对音乐没有那么抵触。当老师在儿童比较放松的情况下敲响三角铁时是对他的又一次观察，在确定儿童确实对高频的声音很敏感时，老师在每次教学中先用演奏音乐和游戏培养小艾对音乐的兴趣，再在治疗中慢慢让小艾适应高频的声音以降低儿童对于高频声音的敏感度。

8. 一场关于外出就餐的"战争"

这是我从事特殊教育行业两年后遇到的一个小男孩。他叫小宝，是个 5 岁的孤独症男孩。初见他时，他那一双水灵灵的大眼睛深深地吸引着我，白白的肌肤宛如洋娃娃般。听小宝的父母介绍说，小宝能使用 3 ~ 4 个字的句子来表达简单需求，有很强的认知理解能力，能听懂简单的指令，认识一些汉字。

但是孩子的父母也同时向我提出了一个棘手的问题，那就是小宝平时不允许别人来自己家里，甚至是自己的爷爷奶奶也不能在自己的家里吃饭，当然也不能去别人家里做客，更不能接受外出和他人一起在饭店吃饭聚餐（但是单独和父母出门吃饭是可以的），不然就会哭，强烈说"不"，并且会扔东西。他父母希望我帮助小宝改善这个问题，希望最起码能让小宝和爷爷奶奶一起吃饭。在我听完小宝父母的描述后，脑中可以想象小宝的家人有多么急于改善这一个问题。

试想一下，有谁不想一家人在一起享受天伦之乐。但是从父母的描述中我知道要改变这一行为肯定是一场硬仗啊！但这场仗我们必须胜利！接下来就是为小宝制订一些计划。在与父母沟通中我从老师的立场出发提出要求，希望家长以后不管遇到小宝怎样反抗也要坚持下去。小宝的妈妈当时就说："老师您放心，我们一定会坚持下去。"小宝妈妈的这句话就是给了我一颗定心丸。我也就放心地为他们出谋划策了。

首先，我为小宝编写了一篇有意思的社交故事。故事主要讲述的是："有一只小熊住在一片大大的森林里。森林里有很多的小动物，有小鹿、斑马、小鸟、小猴子，等等。所有的小动物都很喜欢去大象家里做客，因为大象伯伯的家非常大，而且有很多好吃的和好玩的。唯独小熊不喜欢去，因为他不喜欢和别人一起吃饭。但是有一天小熊在回家的路上突然遇到了大雨，他没有地方避雨只好躲进大象伯伯的家里。当时，大象伯伯家正在办聚会，所有小动物都去了。小熊进去后看到了好多好吃的和好玩的。他第一次知道和其他小动物一起吃东西、一起玩玩具是那么有意思。小熊那晚玩得很高兴！"写好故事后我让小宝的父母每晚都给小宝读一遍这个故事。让他理解和其他人玩、吃东西是一件快乐的事情。

其次，在上课时我和小宝会经常玩一些关于有客人来自己家里做客和去别人家里做客的假想游戏。刚开始只有我和小宝两个人玩，渐渐地我会带领小宝邀请别的老师及小朋友一起来玩这个游戏。在游戏中我们一起给客人沏茶、拿零食，一起和客人聊天、玩游戏，一起送客人出门。

在经过以上所有的准备后终于要迎来实战操练了。在我和小宝父母沟通后，决定先让小宝的爷爷奶奶来家里做客。在小宝爷爷奶奶来做客的前一天，我和小宝的妈妈为小宝准备了行程表，并且详细地向小宝告知了明天从早到晚都会有什么行程安排。在当天的早上小宝的妈妈再次向小宝解释了一下行程表。并且小宝的父母在准备接待爷爷奶奶的工作上也让小宝全程参与。就在这些前期准备工作都做好后，小宝果然如我们设想的那样并没有太大的负面情绪，并且表现得也很好。"初战告捷！"这是小宝妈妈给我打电话的第一句话。接着，小宝妈妈给我绘声绘色地讲了小宝这一天的表现有多么好，他不仅没有哭闹还主动给爷爷奶奶端水，并且当爷爷奶奶离开时小宝也很有礼貌地把他们送到家门口说"再见"。

根据上次的经验，我给小宝妈妈安排了接下来的工作，就是我们还要多安排一些小宝比较熟悉的人去家里做客以及带他去熟悉的人家里做客。当然一定要用图片的形式对小宝进行提前告知。我给小宝设计了一些视觉提示卡片，比如安静的卡片、等待的卡片。除了这些，我还要求小宝的妈妈把下次他们要去做客的家庭的室内拍下照片，提前给小宝讲解一下，让他事先熟悉做客的环境，消除陌生感。

就这样经过3个月的练习，小宝已经可以接受有朋友来自己家做客，以及去爷爷奶奶家和其他熟悉的朋友家里做客了。

在这期间小宝在课上的语言表达能力也是进步很快，他不再只用"不"来表达负面情绪，而是可以用一些符合需求的词语来准确表达自己的要求，如"我不玩""我想回家""我要吃＿＿"。接下来我们就要有更高的目标了，即带小宝外出和爷爷奶奶一起就餐。

在这一阶段，我不仅要求小宝的妈妈为她讲解日程表和携带提示卡，还要求她为小宝准备一些可操作的玩具，以备小宝无聊时拿出来给他玩，还带了对于小宝来说的一级强化物——软糖。

当我们把一切都准备好时，让我们没想到的事情还是发生了。刚开始小宝在和爷爷奶奶一起到饭店后表现得还是很好的。但是因为那天是周日，餐厅人很多。小宝一家去时由于人多在门口等待了大概15分钟。当一家人进去点完餐后，又等了很长时间。这期间小宝曾表现出不耐烦的情绪，但都让妈妈用玩具和软糖给稳定住了。可是小宝最终还是爆发了，那天的时间确实不是我们能够控制的，所以当小宝爆发时他的家人都表示能够理解孩子的不适应，但是同时家人也达成了不管如何也要吃完饭再离开的共识。就这样小宝在大哭大闹，可是家人并没有过多地关注他，而是除了妈妈在和小宝"抗战"外其他家庭成员则是该干什么就干什么，直到最后家人吃完饭才一起离开餐厅。

不过小宝妈妈在和我描述过程时并没有之前的沮丧反而很是豁达地和我说"老师，虽然小宝在餐厅大哭大闹，但我们还是坚持吃完饭再离开的，这也算没有让步。我们算是打成平手了，是吧？"我说："小宝妈妈，你们这样做简直就是胜利了啊！"生活中有太多的变化，虽然我们准备好一切，但还是发生了意想不到的事情，那我们只能接受。我们的孩子也要练习适应一些变化。

经过这次的"对战"，我和小宝妈妈总结了一下，认为小宝还需要多多练习等待的能力，并且在休闲时自己能够做一些事情。首先就是要为小宝准备一个计时器，先练习从短时间的安坐开始，只要时间一到小宝能安安静静地坐着玩自己的玩具或干别的事情就马上给予强化，慢慢地小宝可以安静地坐4分钟了。

通过刚开始慢慢地等待2分钟、4分钟的练习，最终小宝不仅可以在嘈杂的餐厅里和熟悉的人一起就餐，他还能够耐心等待座位。

经过大半年的练习，小宝和爷爷奶奶可以出门就餐了，尽管还是需要视觉提示卡和计时器，但对于这些来自星星的孩子，他们需要的不仅仅是练习适应"正常人"的生活的能力，更加需要的是我们"正常人"的接纳、帮助和支持！

点评

　　与家人外出就餐对于一般儿童而言是一件再自然不过的事情，但对于小宝来说却是很困难的一项"任务"。训练的过程不亚于一场"战争"。针对小宝的特点，这位老师充分利用社交故事让小宝从多个方面认识这件事情，同时采用日程表和视觉提示相结合的方法，帮助小宝熟悉自己的一天，能够对接下来发生的事情有一个提前预知，从而减少情绪问题的爆发。通过事先在小环境中的演练，妈妈配合老师在生活中进行泛化练习，小宝在较短的时间有了明显进步。在练习的过程中老师将任务进行分解，让小宝不断得到成功的体验，并能够一步一步趋向最终目标。当小宝可以接受熟悉的家人和自己在熟悉的环境中进餐后，再慢慢引入其他朋友在家里一起进餐，最后再一步一步地进行外出就餐的训练。正是老师与家人的共同努力，小宝的变化才如此明显。

9. 爱"打麻将"的小爽

有一天，我站在个训教室门口等待着一个新入园的孩子——小爽。上课铃声响后，我依旧没有看到孩子和家长出现。我开始向楼梯口走去，这时我看到的一幕是：4位大人手提着大包小包，其中一位大人抱着一个小男孩。小男孩手里还捧着一个箱子。箱子有点沉，所以抱着孩子的家长显得有点疲惫，满头大汗。我迎上去问道："是小爽吗？"家长满口答应："是的，是的。"然后他们跟随我进入了个训教室，期间，这个3岁的孩子对身边陌生的环境和陌生的我完全没有任何的排斥和兴趣，只是死死地抱着怀里的箱子。

放下孩子后，家长们出了教室，临走之前还嘱咐了我一句："小爽手里的箱子里装的是麻将，你可千万不要给他拿走啊，拿走了他就会哭个没完。"我随口应答着："好的，好的。"对于家长的离开，小爽依旧是完全没有任何反应，抱着箱子的小爽只是低着头不说话。对于这样的孩子，我早已事先在个训教室准备了大量的玩具和零食，包括小汽车、积木、陀螺、套杯等。可小爽完全没有任何兴趣，不像其他小朋友一样立即去翻动我的玩具箱子。他依旧安静地坐在椅子上，捧着一个貌似很沉却舍不得放下的箱子，就这样安静地坐着。我开始在他面前独立玩起那些我认为很好玩的玩具：汽车开到墙上，开到头顶上；玩会说话的汤姆猫；积木已经被我搭得很高、很高；等等。我甚至在他面前有滋有味地品尝着各种美味的食物：饼干、薯片、米饼……同时，整个过程我也用眼睛瞄着他的一举一动，看他对我有没有眼神的关注。但是整个过程中他仍然没有任何兴趣，我就像一个耍杂技的小丑在一个无人的舞台上自娱自乐。此时，对于面前的这个孩子我开始有点措手不及，不知道如何下手，更不知道如何接近这个安静的孩子。做了一切努力之后，我开始放弃这些玩具和零食。

10分钟过去了，我觉得他一直抱着这个箱子肯定会有点累，毕竟他只是一个3岁的孩子。我把小桌子放置到他的面前，希望他可以将箱子放在桌子上，我不要求他会同意让我看这个箱子，但是我希望他能够知道我对于他来说是安全的，我可以为他提供帮助。我把桌子轻轻地推到了他的面前，说了一句："抱着很沉吧？放在桌子上吧！"他根本没有任何反应，也许他没有听懂我的话，也许是舍不得放下，但是好在他没有排斥面前的这张桌子。我在心里有点窃喜。接下来，我只好安静地坐在他的旁边，轻声轻语地说："小爽长得很帅气哦，今天还穿了有小汽车的衣服呢！"也许是他真的累了，他自己把箱子放到了面前的桌子上，然后看了我一眼。我对他笑了笑。但是他的手还是一直没有离开这个箱子。我懂得他是怕我把这个箱子拿走。我下意识地把双手用很夸张的动作放在自己的背后。然后就这样又过了5分钟左右，在认为我不会抢他的"宝贝"的时候，他开始放下戒心，自己把箱子打开了。我看到了里面有一箱子的麻将和扑克。让我震惊的是这个奇怪的玩具和数量。但是与此同时，我依旧保持双手背后的姿势，没有对他有任何的要求和剥夺，更多的反倒是观察和了解。

小爽拿出这些麻将独自玩了起来，脸上露出了开心的表情，甚至开始嘴巴里嘟囔着一些音节："wán wán""nǐ ná""fā fā""hú hú"。对麻将一窍不通的我开始大脑飞速地回想起曾经我接触的有关麻将的一切关键词：八万、七条、幺鸡、胡了……面前的这个孩子将麻将有模有样地摆好了，真的像在打麻将一样，然后自己出牌，自己摸牌。观察了几分钟后，我决定要给这个孩子"配音"。孩子摸牌的时候，我就说："摸牌。"他出了一个四条，我继续跟进，"四条。"几次之后，他发现我说的话都是与麻将有关系的，甚至与他的每一步动作有关系，他开始转过头看了我几次。我仍旧双手背后不动，做好他的"配音员"。接下来更让我意外的是，每当我配音之后，他反倒特别开心和兴奋，嘴巴里的发声量也更多了。也许他认为终于找到了"知音"，找到了"麻友"。我心里不断地窃喜他的表现。整个过程中他的表现再也不是那个沉默的孩子，也不是那个对我一点关注都没有的孩子。下课铃声响了，一节课结束了，我对他说："孩子，下课了，我们收拾一下去找爸爸妈妈了。"对于我的话，他显然没有任何的反应。我没有急于帮他收拾，而是起身，将个训教室的门打开，外面站着他的家人。看到爸爸妈妈的小爽，自己主动地快速收拾好麻将，抱起来就离开了。这样的一节课过去了，虽然我们之间没有更多的接触，但是我们之间貌似有了一定的默契，他开始相信我、关注我，甚至能够因为麻将和我一起开心地待着。

第2天，我提前通知家长买一副新的扑克，和小爽以前玩过的扑克图案不一样的，放在家长的包包里。我也准备了大量的麻将和扑克，是和小爽的"玩具"有不同之处的，同样放入了一个大箱子里。当抱着"玩具"的小爽进入个训教室后，很快自己坐到桌子旁边的椅子上玩起来了。我在给予他"配音"的同时，也把我自己准备的宝贝拿了出来，在他旁边另外的一个桌子上玩起来。这下可让小爽兴奋坏了，因为我带来的麻将背面的图案是和他的不一样的，他主动跑到我的面前，开始和我一起"打麻将"。因为麻将是在我的桌子上，所以他并没有将我的麻将拿走，仍然还是在我面前的桌子上摆牌、出牌、摸牌。我这个"配音员"仍然做得很到位，把他的每个动作都用最简单的词语讲出来。同时，我也是他的好帮手，当他麻将不小心掉到地上的时候，我会立即捡起来，然后马上放在他面前。这样的快速动作，都是为了让他知道我不是在剥夺他，我会是他的好同伴。下课铃声响起，我用手指了指被晾在一侧的他带来的麻将，然后指了指地上他的箱子，"小爽，我们该下课了，你看看妈妈来接你了，我们把麻将收起来放到箱子里回家了。"他虽然还在盯着我的麻将，但是我很快地将桌子上的麻将收拾好放在我的箱子里。再加上他看到门口的妈妈和爸爸，而且他们手里还拿着一副新扑克，小爽就很快地扑到妈妈身边。我在后面说："哇噻，小爽自己的麻将还要吗？要收拾一下带回家了。"小爽回头望望自己的麻将，马上去收拾好自己的麻将，跟着妈妈回家了。在此同时，虽然麻将是他喜欢的"玩具"，但是由于看到了妈妈手的扑克，再加上我及时地收拾我的麻将，成功转移了他的注意力。这样他没有因为我的麻将收起来而发脾气。我们就这样度过了第 2 天的个训课，我们就在没有要求的"麻将桌"上玩了一节课。

接下来的几天，我成功地找到了小爽的强化物——麻将，并开始了我们一起的学习和"打麻将"的生活。

点评

　　文章标题很吸引人，让我忍不住翻开并探究下去。整篇文章以叙事的风格阐述了小爽爱"打麻将"的事情，文章简单易懂。教师没有生硬地把小爽的麻将拿走，没有侵犯小爽的安全领域，这点做得很好。教师在给小爽上课前，准备很充分，准备了大量的零食和玩具，在小朋友安静地坐着时，教师用各种玩法玩多种玩具、吃东西，以吸引小朋友的注意力。在这种方式不起作用后，教师又改变策略，融入到小爽的玩耍中，进一步取得了小爽的信任。教师提前让家长准备好教学用具，成功转移了小爽的注意力，小爽没有哭闹，这是因为提前做了准备，很棒！小爽的强化物是什么？看他紧紧抱着麻将不放手就知道，他的强化物就是麻将。

10. 他不再是刻板的加加

加加，一名帅气的男孩，第一次来到中心时，低着头，玩着手，陪着加加来的有爷爷、奶奶、爸爸和妈妈。他的家人对他的刻板行为很苦恼，不知道怎么办，希望老师们能帮助他。从妈妈那里我了解到，加加出生于 2011 年 2 月 6 日，家庭成员有爷爷、奶奶、爸爸和妈妈。爸爸是军人，妈妈是医生，爸爸妈妈忙于工作，加加由爷爷奶奶照料。爷爷奶奶年迈，出于安全着想，不敢带孩子出去，怕孩子奔跑，追不上，怕其他的小朋友欺负孩子，更怕他人异样的眼光。加加不喜欢穿新衣服，必须要穿以前穿过的衣服，如果坚持给他穿上新衣服，他就会哭闹不止。他喜欢并很专注地玩一种玩具——兔子玩偶，不愿意尝试其他的新玩具，睡觉时必须要抱着兔子玩偶。如果兔子玩偶脏了，妈妈给洗了，结果睡觉的时候没有干，他就会一直哭闹不止，直到筋疲力尽才会入睡。他只喜欢吃某几种蔬菜，不能接受其他人来家里做客，也不喜欢去别人家玩，只在家里上厕所。爷爷奶奶的溺爱和不恰当的教育方式，加深了其刻板行为的延续。加加从未去过任何幼儿园和特殊教育康复机构，4 岁时在某医院被诊断为孤独症，来到中心进行训练。

经过 1 周的课堂观察，我发现加加经常单调地重复手舞足蹈，如翻动手掌、拍手，对某一物品和特定人产生依赖行为，当自己熟悉的东西摆放的位置发生改变时，会产生焦虑情绪，长时间地发出哭的声音，但不会流眼泪。问题得不到解决时甚至出现捶打自己等自残行为。他的语言存在一定的障碍，喜欢自言自语，说看过的动画片或者故事书里的片段。他不会表达感情，不会提要求，强烈要求维持现有环境不变，喜欢把东西放得整整齐齐，有一点不整齐就会发脾气。对于不接受的事又哭又闹，遇到不满足自己需求的事情时，情绪就会变得很烦躁。因为没有和他人沟通交往的意识，当他的内心有压迫感或愿望无法表达时，就会做出错误的刻板行为以进行发泄。

针对加加的具体情况——从未接受过正规教育和康复治疗，我决定从日常小事入手，精心制订个别化教育计划，采取相应的教学策略开展矫正训练，帮助加加逐步消退刻板行为。

第一次给他上课时，他对我置之不理，自己坐在椅子上玩手、自言自语，眼睛也不会直视我，表情单一，完全沉醉在自己的世界中。这时我主动与他打招呼："你好，孩子，今天老师给你上课，高兴吗？"边说边和他握握手，用手抚摸他的头。他对我的这些动作极其反感甚至躲避，还大哭大叫。当这些现象出现时，我没有急躁，而是将视线转向其他地方，不再看他，让他以为我不再关注他。待他停止哭泣后，给他纸巾先让他自己擦眼泪、鼻涕，他擦得不干净，我再帮助他用纸巾将眼泪、鼻涕擦干净。在做这些事情时，我只是协助不是包办代替，并且告诉他："哭闹是不对的。"加加不哭后，我给他喜欢的玩具、食物，和他玩他喜欢的互动游戏。我会先吸引他的注意力，例如把他喜欢的玩具、食物放在我的眉心，他看我了，我就给他喜欢的东西。渐渐地，在课堂上，他哭的次数少了，时间短了，最后不哭了，课前看到我还会很开心地拉着我去教室。

在结构化课上，他的放数字的小盒粘不上了，他很愤怒，用力地拍打自己的头，发出哭的声音并自言自语道："完了，完了。"他不能接受事物改变原来的模样，我就走到他旁边告诉他："安静，好好说，'我的小盒掉了，我要粘上。'"他继续哭闹，我就不理他，让他知道哭闹是没有用的，正确地跟老师表达，老师才能帮助你解决问题。我也会每节课变换他的座位，变换工作任务的内容以及顺序，以免造成他新的刻板行为。

针对加加不能接受其他人来家里做客，也不喜欢去别人家玩的状况，我让他妈妈准备了一本日历，保证日历上有空白的地方可以写下每天的活动安排，然后再教孩子每天早上"检查"一下日历，看一看今天将要做什么以及有没有什么变化。如果要去亲属家做客，就在日历上用红色的笔标注出来，让孩子清楚地知道什么时候，和谁，去谁家，做什么，什么时间回自己家，假如孩子不断地问某个活动在什么时候进行，就叫他从日历上找答案。

孤独症儿童的刻板行为不是一两天形成的，在这个过程中加加的家人有一定的责任，有时怕其吵闹而接受了孩子的刻板模式。在生活中，家人配合老师来改变加加的刻板行为，每天有意识地从生活的各个方面做一点细微的变化，让加加了解到发生变化后，能顺利接受。

一次我生病请假后，不能给加加上课，他就非要到教室坐着，不回家，不时用手拍打自己的头并且哭闹不止。第二天我来上班得知这一情况后，在上课前我跟他说："老师也有不舒服的时候，不能上班，不能给加加上课，你哭闹的做法是错误的，奶奶和老师会生气的。"经过这件事，我有意识地打乱了给他上课的时间，让他渐渐适应。随后我又与家长协商，将他家各个房间的家具逐一挪动位置，让他慢慢适应生活中的点滴变化。起初家长不敢实施，怕孩子不接受，毕竟这种布局在他出生后从未改变过。在我的一再鼓励下，家长抱着试试看的想法把家具一件一件地重新摆设。在环境改变后，孩子竟然没有哭闹。这样家长对孩子的训练有了一定的自信心，对我的工作给予积极配合。家长在我的指导下，又将孩子玩具的存放位置进行了改变。孩子哭闹两天也接受了，家长看到孩子的可喜变化很高兴。

加加是个比较任性的孩子，他平时喜欢吃糖，为此生了许多颗蛀牙。他平时喜欢独自到厨房抱着糖罐吃个不停。一次他正患感冒，咳嗽得非常厉害，加加的奶奶把糖罐藏起来了，他发现后一直大哭，为此加加的奶奶很苦恼。听到这一情况，我跟他奶奶说："你告诉孩子，'别哭了，如果你不再哭，奶奶就给你一颗糖吃。'"加加听后如果止住了哭声，就拿出他喜欢的色彩鲜艳的小动物图片，奖励他。之后，我让他奶奶偷偷地把糖罐里的糖换成盐。后来他奶奶告诉我，他又去吃糖时，当把盐放到嘴里时大哭起来，随手把糖罐扔到地上。这一招果然奏效，那一整天他都没有再到厨房吃糖。事后，他有几次又到厨房去吃糖，当尝到味道不对时，仍旧把糖罐扔掉哭闹。他奶奶听从我的指导，对加加的哭闹不理睬。渐渐地，他到厨房找糖罐的次数少了，终于放弃了这个爱好。

经过近一年的训练，加加在消退刻板行为方面有了一定的进步。见到不认识的人不再哭闹，能接受环境的改变，饮食种类有所增加，不再一成不变。

加加害怕改变不是他人格上有缺陷，也不是故意来和他人捣乱，只是他对压力和焦虑的本能反应而已。消退孤独症儿童刻板行为不是一朝一夕的事情，在训练中可能会出现多次反复。教师和家长应做好充分的心理准备，有坚定的信念和决心，有足够的耐心和爱心，始终如一地对待孩子并坚持不懈地给予训练。只有这样才能帮助孩子走出困境，让他更好地适应社会生活。

点评

文章故事情节选取很好，对于内容和儿童表现的方式以及使用的策略描述得更具体一些会更好。题目是"不再刻板的加加"，所以文章的内容很好地结合了儿童刻板的事情情节进行描述和干预。教师还需要多加分析，哪些是刻板行为，哪些不是刻板行为，给予 ABC（前因 - 行为 - 结果）行为分析，然后给予正确的干预方式和策略。文章最后的结束有些跑题，没有紧扣题目"刻板"。刻板行为与儿童个人能力、游戏能力、社交能力等也有很大的关系。当儿童的其他能力在增长的同时，儿童的刻板行为也在逐渐减少，这就是进步。不要只是一味地去干预刻板行为，还要仔细地分析。我们要适当地理解儿童的某些刻板行为，在普通儿童或者成人的生活里也会有一些刻板行为的存在，只是度和量的问题。

11. 嘟嘟与泡泡的奇妙之旅

嘟嘟是一个非常可爱的小男孩，2015年9月28号来到中心进行训练。嘟嘟主要的家庭养护方式是由爸爸、妈妈、爷爷、奶奶一起带养。现在嘟嘟已经3岁9个月了，在中心的主要训练课程有集体课（音乐课、运动课、游戏课、精细课、语言课）和个训课。

在进入中心训练之前，嘟嘟无语言，无对视，精细动作差，生活自理能力差，脾气急，不能受挫，对许多没有接触过的玩具或者物品超级反感，不愿尝试。

刚开始前几节课我一直在摸底。我发现他的强化物有很多，能吸引他的物品也很多，这给我以后的教学提供了很大的帮助。泡泡就是他最喜爱的玩具，每当我吹出泡泡时，他就会非常兴奋。于是我就从泡泡入手展开了我的教学活动，利用泡泡来让他对我提出要求。当我把吹泡泡的工具拿出来时，我会对他说："泡泡、泡泡、泡泡。"说了3遍以后，他很认真地看着泡泡，我就把泡泡吹出来，他非常高兴，用手很开心地在拍着泡泡。泡泡没有了之后他就会用期待的眼神看着我，于是我又对他说："泡泡、泡泡、泡泡。"然后，我吹出许多的泡泡给他拍。他玩得很开心。泡泡是嘟嘟的强化物，当泡泡没有了之后他就会有非常大的动机来跟我学习泡泡的发音。所以在当我说了3遍"泡泡"之后他也学我的发音说了"p"，我非常高兴，用了很夸张的表情给予他社会性的强化之后，把泡泡吹了出来。

下课后我跟他的爸爸妈妈交流了一下。他妈妈说："在家中他只会说爸爸妈妈，其他的音都没有，这也是我和他爸爸非常困扰的地方。"在我告知他们嘟嘟这节课上的表现的时候，他的爸爸妈妈非常开心。同时，我告诉他们应该如何在家中让嘟嘟来发出有意义的音节——没有必要一味地逼迫他跟你发出一样的音或者字，当他认真地看着你的时候你就要说出这个强化物的名称，说了3遍以后就可以把强化物给他，奖励他。当经过几个回合之后，你发现他可能有点想要跟你说出这个音的意思时，在他说出来之后马上强化他，这样就会大大地增加他跟你仿说的行为，那么他的语言就会有所提高。他的父母说："可以回家试试。"

第二天他又来上课，我发现他非常喜欢进到教室里来学习，进来的时候也非常高兴，看来是昨天的泡泡起了作用。他昨天的发音给我了很大的强化，所以我在第二天的课程上同样使用了泡泡。我还是延续前一天的方法，与前一天一模一样的教学模式。既然他前一天已经发出了"p"这个音，那么我今天的目标就和前一天不同了。我在吹出泡泡时，还是会说出 3 遍"泡泡"，但我这回要求他也要说出"泡泡"。果不其然，泡泡对他的强化很有作用。过了两三个回合，当我拿出工具准备吹时，他就可以提出要求——"泡泡"。我高兴地拥抱了他并给予他更大的强化，吹出了更多的泡泡。

下课后，他的爸爸妈妈了解情况之后特别开心，并说："以前嘟嘟只会说爸爸妈妈，其他的音完全没有，想要什么东西的时候他没有表达的方式，我们也不知道他究竟想要的是什么，所以他老是跟我们急，有的时候还会发脾气。"我回答说："嘟嘟没有语言，所以他想要什么东西时没有办法用语言表达出来，当你们没有及时满足他时，他当然会着急，会发脾气。这时候你们一定不能着急，用适当的方法引导嘟嘟指一指或拉我们的手去指想要的东西的方向。我们要清楚孩子到底是要什么。家长一定要有非常大的耐心。既然嘟嘟现在已经有了学习的动机，那么以后我们就可以先让他提出要求，仿说出他想要的某个东西的单个音。"爸爸妈妈听完后很开心地点了点头。

有了发音之后我就开始让嘟嘟逐字逐字地仿说。过了一段时间他可以两个字两个字地仿说了，但有的发音也不是很准。我当时并没有纠正他的发音问题，目的是强化嘟嘟开口说，只要他说出来就给予强化。

在集体课上他的表现也很优异。以前没有语言的时候，老师都会对他降低要求，不要求他必须用清楚的语言表达出来。慢慢地，他可以独立地表达自己的需求了，如："我有 4 个小贴贴了，可以换好吃的（美滋滋软糖）了。"现在他在课上可以与老师很好地互动，集体指令也可以做到，泛化能力也非常强。不同的老师发出的指令他都可以完成，而且不管是在集体课上，还是在个训课上，还是在中心的走廊里，嘟嘟都可以完成得很好！

经过了 2 个月的训练，嘟嘟可以命名卡片上的物品、生活中的常见物品，还可以说出"我想要——"。语言的发展是他提升最明显的，也是进步最大的部分。

截至 2016 年 2 月 17 日，在语言行为里程碑评估与安置计划（VB-MAPP）的评估当中，嘟嘟的仿说和集体技能已经进入到了第二阶段，并且可以提出至少 10 种不同的要求，命名 50 种常见的物品，指令和模仿方面也有了很大的提升，精细操作也比一开始有了很大的进步。嘟嘟的里程碑评估总共 83.5 分，障碍评估是 18 分，转衔评估是 59 分。我觉得我的付出有了回报，我非常开心。在评估完成之后家长也看到了嘟嘟的进步和变化，也非常高兴。这让他们有了继续前进的动力。

截至 2016 年 6 月 17 日，嘟嘟的仿说和提要求能力都有了质的提升。他可以命名生活中的常见物品并说出功能和特征。他现在可以在不同的场景对不同的人提出不同的要求。在语言方面他可以讲出自己熟悉的故事，但是说得不太清晰。他的抗挫折能力也比以前好了许多，现在对他想得到的东西都可以清晰地表达，有时还能描述一下自己手中的物品。

我觉得每一个儿童都是天使。星星的孩子，他们孤独但又不孤独，他们喜欢生活在自己的世界里，但是当我们闯进他们的世界后，他们的世界就会更加绚丽多彩。这也是我选择他们的原因。

我喜欢这些孩子，当我看到他们情绪不好时，我也会跟着他们伤心难过。当他们开心高兴时，我也是发自肺腑地为他们开心高兴。其实星星的孩子都很聪明可爱，只要家长和老师一起努力，对他们多一些耐心，我相信他们会进步得很快。当然，我们也要选择适合他们的学习方法。

点评

笔者用丰富而真挚的情感将孩子训练前和训练后的变化串联起来，把读者从一场未知的担忧中带进一个喜悦的世界里，传达出满满的希望——只要家庭、孩子、教师等各方在科学理论的指导下按照可行性操作方法一步一步地进行，我们将看到孩子朝着我们希望的方向慢慢地前进。儿童由发"p"到"泡泡"再到"我要美滋滋软糖"，这一过程看似简单，其实包含很多专业的技能在里边，而且笔者抓住了最重要的一点"泛化"，环境及人物的泛化，从而使孩子牢记所学的技能，自信地学习，使其能力提升得更快。

12. 何何不再撞头了

何何于 2012 年 2 月 14 日出生，是一个没有语言的小朋友，行为规范很差，会跑来跑去，会爬桌子，对于家人没有很多的依赖，还特别挑食。2015 年 10 月他来北京大学第六医院诊断，诊断结果为孤独症。爷爷奶奶带着何何开始了北京的康复训练之路。2015 年 10 月 16 日他进入中心进行训练。当时我们根据孩子的情况，安排他参加密集教学训练。

何何其实是一个很可爱的小男孩，现在我还很清楚地记得他第一天进入教室的场景。其他小朋友都哭闹不止，只有他拿着一个小包子开心地吃着，对于周围发生的事情一点都不关心，他关心的只有包子。他的额头有流血后刚刚结的痂，脑门上各种青一块、紫一块的。我和奶奶沟通后得知，这些伤全都是他自己撞墙留下的，这是一个"历史遗留"问题。他从小就是这样，如果要求不能立即被满足，就会撞，没有墙就撞门，没有门就撞柜子，没有柜子就撞桌子。开始训练后，何何确实也出现了这样的情况。何何没有语言，不能用语言来表达他的需求，而且他的等待时间非常短，要做到一次一强化。我把周围的环境进行了布置，找来了垫子，为孩子设置了一个相对安全的环境。何何开启了他的撞头模式，不给玩具撞头，找不到玩具撞头，听到小朋友的哭声撞头，小朋友抢他的玩具撞头，听到不喜欢的儿歌撞头，不想做事情了撞头，给他吃不想吃的东西撞头……

依据儿童的 VB-MAPP 评估结果，我制订了教学计划。在执行计划的同时，我也在规范孩子的行为。我对何何撞头的行为进行了功能分析：一是为了获得实物，二是为了逃避。

何何没有语言，训练项目中设置了口部模仿、仿说、命名，更重要的是提要求。提要求借用了图片沟通系统，给了孩子一个表达内心需求的渠道。他特别喜欢小汽车，最开始我做了很多小汽车的图片，手把手来教何何用图片来要求汽车。第一阶段，桌子上只有一张汽车的图片，我手里有他最喜欢的汽车，他的第一反应是上手抢，抢不到就撞头。在孩子身后我们安置了一个辅助教师，当孩子上手抢汽车的瞬间，抓住孩子的手，辅助孩子拿汽车的图片给我，我说"汽车"的同时，把汽车给他。我还记得当时何何可爱的模样，一脸惊奇的表情，似乎在说："还没撞呢，怎么就有汽车玩了？"最开始从孩子手里要回汽车是很困难的一件事情，所以我就准备了很多很多的汽车，大的、小的，有音乐的、没音乐的，警车、救护车、吉普车等各种类型的。同事开玩笑说，我都可以开个汽车玩具店了。第二个回合，我就变出一个比他手里更好玩的汽车，在他面前开心地玩起来，玩得很开心，很快吸引了他的注意。他放弃了手里的汽车，想要抢我手里这个更好玩的汽车。当引发动机，孩子主动表达要求时，辅助教师抓住孩子的手，拿起图片，把图片交到我手里。我很开心地说"汽车"，然后把汽车给孩子玩。这是一个自然的强化。何何确实是一个很聪明的小朋友，他的动机很强，操作了四五次之后，辅助教师的手慢慢撤出，何何真的就可以自己拿图片换汽车了。

除了汽车，我还寻找何何喜欢的其他东西。他喜欢过山车，我就做了过山车的图片；他喜欢玩沙子，我就做了沙子的图片；他喜欢吃的东西（如"好多鱼"、MM 豆、薯片、点心面、青豆、棒棒糖），我就做了这些物品的图片。从桌子上的一张图片换取强化物，何何已经做得非常熟练了。之后，我们开始泛化老师、泛化距离。泛化老师的时候，当他拿着图片给我时，我没有东西给他，他就焦虑了，不知道发生什么了。而拿着强化物的老师做出超级夸张的肢体表情吸引何何的注意，我给予辅助、指示，他的小眼睛立马就发现了好吃的、好玩的东西，就美美地跑过去了，拿图片换到了他喜欢的东西。后来不管是什么老师，泛化屋子里任何距离，何何都能独立拿着图片来换到他心爱的物品。

随着何何的理解能力不断提升，他的语言也有进步，能发一些音了。他能清晰地说"mā ma""a""ai"，喜欢跟着仿说他听到的声音，可以仿说 2～3 个字，虽然不清晰，但只要相似，就强化他，他会变得越来越喜欢说话。他的图片由桌面发展到了沟通本上，多了一个步骤，从沟通本上撕下图片，把图片交给我，并要跟着我仿说物品名称才能得到强化物。我和何何建立了信任关系，何何配合得越来越好。沟通本上的图片越来越多，由 1 张变成 2 张，最后变到 10 张，从单纯的封面上的图片，变到封面和内页的图片。强化物玩具类会放到一个盒子里，吃的东西会放到一个分类食物的盒子里。我问何何："你想要什么？"他会自己挑选图片，并说出名称来选取他的强化物。

在何何具有了分辨图片的能力后，我加入了句子结构（图片交换沟通系统第四阶段）的环节，让何何用图片拼成一个句子来提要求。开始，句子条准备好后，"我要"的图片贴在句子条上，何何需要把强化物的图片粘上，撕下句子条给我。在辅助了几次之后何何就能顺利完成，可以拿句子条换取强化物。接下来，需要他独立完成密集教学的整个步骤，辅助、转换、干扰、测试，经历了数十次的练习，他成功掌握了这一技能。接下来，要求何何指着图片来读句子，才可以得到强化物。孩子的能力一直在提升，教学目标也一直在提升。老师辅助他，握着他的小手指卡片，让他跟着仿说句子，一次一次地练习。当何何拿着自己的小手，指着图片，认真地在读"我要棒棒糖"的那一瞬间，我内心狂喜，有种孩子长大了的感觉。虽然何何还说得不清楚，但他真的在努力表达自己的意愿。

图片沟通给了孩子一个表达内心需求的渠道，他明白想要得到喜欢的东西，可以有一种方式比撞头来得更容易些。他渐渐习惯用图片来表达需求，而且借用图片，何何可以说一个完整的句子，这同时也促进了他语言的发展。到现在何何已经可以用图片来表达"我想要尿尿"这样的需求了。他有了与外界沟通的渠道，撞头的次数逐渐减少。

除了图片沟通，我还利用前提控制，综合了 ABA 原理，减少了何何的逃避行为，降低任务难度，提高强化频率；减少矛盾，两个小朋友开始在一起玩玩具时，让其他小朋友玩何何不喜欢的玩具，这样他可以感觉到安全，进而一步步塑造他的行为。到现在何何可以接受和小朋友轮流玩他喜欢的玩具了。遇到他不喜欢的东西，他可以用图片来表达拒绝；听到不喜欢听的歌曲，他可以用图片要求换一首；不想吃的食物，他可以用图片表达"我不要吃某某"。听到小朋友的哭声，老师教会他捂住耳朵，也教会他用图片提要求，如"我要离开""我要耳机"。

何何被训练了 6 个月的时间，孩子的命名可以达到 39 个物品，仿说可以清晰地说出 13 个音，可以自发地提 25 个要求，指令、模仿和配对等方面都取得了很大的进步。他的奶奶一直很配合我们的工作，回家就会按照老师说的方法训练孩子，家庭和中心配合，才使得何何真的如奶奶期望的那样不断进步。

来中心 6 个月后的何何，脑门终于同其他孩子一样是光滑的了，皮肤也变好了，白白的，再也不是青一块紫一块的了。何何不再撞头了！何何的训练之路还在持续，他的语言会越来越多，他提要求的能力会越来越强，他的图片沟通会越来越熟练。何何会很骄傲地说："我不要撞头，我要说话！！！"

点评

在此篇案例中我们清楚地看到了一个有撞头问题行为的孩子一步步地按着我们设定的方向前进。首先我们先确定想要矫正的问题行为是什么，明确地描述出来。本文中何何的问题行为是在得不到满足的时候，用自己头撞周围的墙、门、桌子等物。明确问题行为后第二步是分析问题行为的功能，何何在得不到满足时用头撞墙的问题行为功能一是为了获得实物，功能二是为了逃避。知道了问题行为的功能，第三步我们就能对症下药了。针对何何为了获得实物而撞头的情况，教师进一步分析原因：何何没有语言也没有其他表达内心的渠道。所以教师采用了图片交换沟通系统（PECS）（注：PECS 并非孩子必须说话才能得到强化物）。针对何何为了逃避而撞头的情况，教师还利用前提控制，降低任务难度，减少矛盾，增加强化频率等综合了 ABA原理，减少了何何的逃避行为。最后，实践证明教师策略的有效性，何何不再撞头了。

13. 欣欣的环境泛化之路

　　欣欣是一个 3 岁 11 个月的小男孩，2015 年 9 月入园。在他刚入园两周时（2015 年 10 月），心理教育评估量表（C-PEP-3）评估结果的年龄当量为 20 个月，在入园 3 个月后（2015 年 12 月末）又做了一次 VB-MAPP 评估，评估总体处于第二阶段，总体得分在 95 分。在短短的时间内，他的个人能力有了极大的进步！由于个人能力的提升，之前所在的班级也已经不再适合他，他成功地升班了。这原本是一件值得高兴的事儿，结果由于脱离了家长陪同上课的模式，更换了班主任及集体课教师，他的表现就只有哭。连续 1 个月，哭的行为一直在持续，没有丝毫减弱。家长也是一片愁容，孩子的问题行为逐渐增加。经过 ABC（前因 - 行为 - 结果）行为分析以及数据记录分析后，终于找到了他哭闹的原因——刻板，逃避，对新的环境与人的适应能力差。

　　针对他刻板和不能将所学知识泛化到其他环境及人的这一问题，我制定了干预措施——行为链接，任务分解。我将目标行为分解为 7 个阶段。第 1 阶段为接受陌生教师来到我们的一对一个训课教室听课；第 2 阶段是使儿童能够进入空无一人的其他教室；第 3 阶段是能够进入较熟悉教师的个训教室；第 4 阶段是能够进入有一位小朋友在的个训教室；第 5 阶段是能够与小朋友进行平行游戏；第 6 阶段是能够与小朋友并排坐到椅子上；第 7 阶段为能够与小朋友一起安坐并听从教师的集体指令。

　　还记得进行干预的第 1 天，在课程接近尾声的时候，我找了一位教师来到我和这位儿童所在的个训教室，他看见有人进入教室后就把他所坐的小椅子不断地向我所在的位置搬，并不断地回头看那位教师，且挥手对听课教师不断地说"拜拜"。按照事先的安排，听课教师跟他问好，全语言辅助下孩子与教师问好，听课教师在给了他效能最强的强化物后与他说"再见"并离开教室。就这样第 1 天的干预顺利结束。在以后的几天内，这位听课教师每天都会按照我们事先的安排来到我和孩子所在的个训教室，只是进行简单的问好，说再见，给他最喜欢的强化物。就这样，利用强化物与听课教师配对这一教学方式渐渐地在发挥作用。为了能够使听课教师在我们的教室停留更长的时间，我将孩子喜欢的强化物给听课教师，只要孩子表现好，听课教师就会立即强化她。经过了一个星期的干预后，听课教师在我们的教室停留的时间越来越长，只是利用强化及强化物配对的方式，孩子就慢慢接受了这位听课教师。趁热打铁，我又找了另外的教师来到我们的教室，利用强化及强化物配对这一干预方式，慢慢地孩子能够接受其他教师来到我们的教室听课。我们第1阶段的目标顺利达到。

万里长征才刚刚开始,孩子在自己的个训教室里能够接受其他的教师,那么他进入另一个空间还能做到吗?我决定带他去其他个训教室试一试。在进入教室之前,我将他喜欢的玩具放置在最明显的位置,当我带他走到另一个个训教室门口的时候,果不其然,孩子嚷着要回去,我就抱着他坐在个训教室门口,拿出他最喜欢的小汽车,在个训教室门口跟他玩了起来。在玩的过程中,我观察他的反应,在他情绪即将爆发的前夕,带他回到我们的个训教室。第2天,同样的情况再一次发生,在走到个训教室的门口时,他又一次拉住我的手说:"回个训15"。我将手中的小汽车玩具滑到目标教室去,并对他说:"哎呀,小汽车在那儿呢,快去拿过来。"孩子快速地跑过去,拿到最喜欢的车,快速地跑了回来。在他拿到小汽车后,我又立即给他一个食物强化并将小汽车也拿给他玩,并告诉他,他刚刚表现得特别勇敢,还拿到了自己喜欢的玩具。经过了两天的训练,孩子的情绪渐渐缓和,当他再次跑进教室拿小汽车后,终于发现摆在教室里的玩具了。我顺势搬了把椅子坐下,拿起孩子喜欢的玩具,抱着他一起玩起来了。第4天,第5天……采用强化物与教室配对的这个教学方法,我让他顺利地进入了教室,拿到小汽车,并得到强化。经过几天干预后,孩子的情绪逐渐稳定下来,能够顺利地进入空无一人的教室。这意味着我们又取得了这一阶段的胜利。

经过几天干预,孩子的情绪逐渐稳定下来后,我开始"变本加厉"。我带他到指定的个训教室,将他喜欢的小汽车给所在教室的教师,让他站在门口,给他指令:"和老师问好。"孩子在这样的语言辅助下说:"老师好。"所在教室的教师听到孩子说"老师好"之后立刻将强化物给孩子,同时回应孩子"你好,宝贝。"然后在"跟老师说再见"的语言辅助下孩子跟所在教室的教师告别,所在教室的教师强化儿童的行为,同时回应"宝贝再见",然后我带他回到个训教室。

我以为我们会很顺利地渡过这一难关。但是没想到,在几天后,当我再一次带他去其他个训教室时,他竟然哭闹得比第一次进入陌生教室的反应还要激烈。"消失爆发"这个词语在我的脑海中闪现。在经过与家长的沟通后,我更加确定了这一想法。由于家长的不正确强化,导致了行为在消失过程中出现这一问题。了解了前因后果,如何解决问题成为当前所需。在上课时间,我依旧带着孩子去其他个训教室进行泛化。在进入陌生环境后,孩子哭闹得愈发厉害,在面对这一问题时,我选择了忽视,给他下了一个已经能够独立完成的指令"拍手",然后立即强化他。就这样,在这一陌生环境里,我只是给他简单的指令,强化,简单指令,强化,让他能够在陌生的环境获得成就感。

经过不断干预,他能够顺利地进入一个有另一教师和我在的空间。第3阶段顺利完成。我的内心充满希望与期待。

接下来,带他进入到有小朋友在的教室成为新的目标。既然目标已经确定,我便马上开始实施计划。我事先在要去的教室里放好他喜欢的玩具和食物,然后带他走进目标教室，用玩具吸引他的注意力，让他在教室的一角玩玩具，不要求他与教师和小朋友打招呼，只要求他能够待在教室里。经过一段时间，他能够安静地待在有小朋友和其他教师的陌生教室里，玩弄自己手里的玩具，也就意味着第 4 阶段也顺利地通过了。

虽然欣欣现在能够进入有一位小朋友的教室里了，但他只是在教室的一角独自玩耍，不能坐到小朋友的身边，也不能接受所在教室的教师的指令。遇到问题，就要解决问题。我将欣欣喜欢的食物和玩具发给所在教室的小朋友，只要欣欣表现得比较好，就让所在教室的小朋友给他强化物，以此来将强化物与小朋友配对。经过一段时间的干预后，欣欣能够待在有小朋友的教室，并且看见小朋友在玩他喜欢的拼板、玩具时能够主动靠近，也会要求玩拼板、玩具，到此我们顺利地渡过了第 5 阶段。

计划在一步一步地实施，但是在 4 个人的教室里，欣欣总是游荡在其他小朋友的周围。有一次，小朋友在玩欣欣最喜欢的汽车拼板，他不断地看那个小朋友，并且伸手拿了一块拼板。慢慢地，我将小椅子放在他的身后，下指令"坐椅子"，辅助他坐在椅子上，并给予他强化物，很顺利地让他坐在椅子上，让他和小朋友一起来放拼板。他能够很安静地坐在椅子上完成动作。经过了一段时间的干预，欣欣终于能够安静地与小朋友并排坐在小椅子上了，那么也就要顺理成章地进入第 7 阶段了。我拿起所有的拼板，给出简单的指令，当他完成后，立刻让所在教室教师给他强化物，并让同伴来给他拼板。就这样，慢慢地，将强化物不断地与教师、同伴配对，欣欣终于能够在这间教室待一整节课了。

用同样的方法——将强化物与新的教室、教师、小朋友配对，我带着他走入了各个教室，与各位教师合作，将欣欣从他的"小房子"里面拉了出来。

经过不断的干预和家长的配合，欣欣现在正在努力地融入幼儿园。从欣欣的发展过程来看，只要我们分析出行为背后的原因，找准问题的根源，做好计划，脚踏实地地去执行，积极与家长沟通，正确地指导家长如何在生活中有效地干预、指导孩子，采取积极有效的处理方法，多加耐心，慢慢等待，一定会有意想不到的收获。

虽然我们的步履缓慢，但我们一直在前进，请耐心等待、收获宝贝们的点滴进步……

点评

　　在文章的开头，作者简单地对儿童的情况进行了描述，包括儿童的基本能力、开始训练时的情况，以及经过短时间训练后的进步情况，让大家对儿童有了初步的了解。而后作者针对儿童的问题进行详细的讨论与描述。针对儿童的情况，教师经过一段时间的观察并进行分析记录，采取循序渐进的方法，对儿童进行行为矫正和干预，取得了很大的成效。在对儿童进行分析和干预的过程中，教师对儿童的情况描述清晰，且较为具体，将整个干预的过程详细表述给大家，在干预过程中遇到的困难描述得也很清楚。运用不同环境及人物的泛化对儿童进行干预，儿童有了很大进步。家长用心积极配合，老师更是竭尽全力。就像老师所说的，虽步履缓慢，但我们一直在前进！

14. 对小宇攻击行为的干预

小宇，男，4 岁，孤独症。小宇出生时，其母 26 岁，足月，剖宫产。2 岁左右，家长发现小宇对父母缺乏依恋，没有语言，对于呼唤或其他声音没有反应，因此去医院检查，被确诊为孤独症。在幼儿园，老师发现他和其他小朋友没有交流，还有自言自语和异常行为出现。

通过对小宇的观察和对家长的访谈了解到，小宇的攻击性行为主要表现为用牙齿咬别人的手、手臂或肩膀，用手抓人和用脚使劲地踩别人的脚。我观察发现了一个特殊的情况，如果小宇在某一天曾经受到了同学的欺负，那么第二天其问题行为会表现得更加明显，次数也会更多。在观察的一个星期中，曾经有一天，小宇的手臂被班上的同学抓伤了。第二天，小宇在做操时就连续对 3 名同学有攻击性行为。在对小宇老师的访谈中，我得知这种情况较为普遍，之前也曾经出现过。据老师分析认为，他可能有一种报复心理。我对小宇的攻击性行为采取了直接观察法和访谈法。观察持续了两个星期，采用了行为前后事件记录表对其进行详细的记录。

根据记录情况，小宇的攻击性行为与当时的情景和行为后果有着密切的联系。用应用行为分析法对表格进行分析可知，小宇经常在幼儿园攻击他人是为了可以不按照老师要求做事，逃避管制与束缚。经过观察，我们发现小宇的攻击性行为有时也是为了报复其他人。当他自己受到欺负时，他会产生攻击性行为，或使攻击性行为情况加重。还有个别时候，他的攻击性行为是为了引起他人的注意。因此，小宇的攻击性行为的主要功能体现在逃避要求、报复他人、引起他人注意。

通过在机构的直接观察、与家长的访谈以及对小宇带班老师的访谈，我把造成小宇攻击性行为的主要原因归纳为以下几个方面：

第一，自身原因。首先，小宇处于幼儿园时期，年纪较小。刚刚上幼儿园的孩子不能够适应有规律、有要求、不能随心所欲的生活，没有形成良好的习惯，不能听从老师的要求。因此，对于环境的不适应造成小宇情绪不稳定，从而有攻击性行为发生。

其次，上课时，当小宇不愿意完成老师的要求，而老师却又强制其完成时，小宇会用攻击性行为进行反抗。这种行为往往会达到目的，即不用按老师的要求做事了。这强化了小宇攻击他人的不恰当行为。小宇的攻击性行为会影响到其他小朋友，使他们因为害怕而疏远小宇。小宇的座位被安排在老师的身边，这严重影响了他与其他小朋友一起学习或游戏。经过观察我发现，在进行日常行为规范的要求或练习时（例如：小手放腿上坐好，吃饭前要洗小手），小宇为了逃避要求，攻击他人的情况会很强烈，经常出现抓人、咬人的情况。通过这种方法，小宇通常能够逃避要求，以至于其攻击性行为越来越严重，次数也愈加频繁。

再次，在课堂上，小宇有时会踩老师或者是旁边同学的脚。通过仔细观察我发现，小宇踩别人脚的时候会看着被踩的人。当老师关注他时，他就会停止踩脚这种攻击性行为；当老师不再关注他时，这种行为又会出现。因此，小宇的攻击性行为有时也是为了引起他人注意才发生的。

最后，由于孤独症儿童的特殊性，以及处于学龄前的特殊时期，生理、心理、环境的变化都会对其有影响。例如：天气的变化、身体的不舒服、不想上幼儿园等心理问题，甚至是在周末本应该休息却要上幼儿园（调休），都可能使孤独症儿童的情绪产生波动，最终发生问题行为。

第二，教师原因。教师在课堂上向小宇提出要求，或强迫其做某一件不想做的事时，小宇会用以上行为进行逃避，甚至是反抗。有时老师用提醒或比较强硬的方式制止他，这样就会使他产生焦虑或是急躁的情绪，更加深化了小宇用攻击老师的行为来发泄情绪的做法。小宇的学校有个别化训练课程。在这个课程上，由于老师对小宇的要求过多，小宇的情绪会特别不好，更加频繁地出现用手拍打老师或是咬人的情况。值得注意的是，我通过观察发现，教师的情绪对于学龄前儿童的情绪有着很大的影响，老师越焦虑越着急，幼儿的情绪也越不稳定，越会产生攻击他人的行为。长此以往，上个别化训练课程时小宇就会感到焦虑，就会有攻击他人的行为出现。

第三，家庭原因。小宇的家庭情况比较优越，从和家长的谈话中发现父母对于小宇有很深的歉疚感，并且十分宠溺。因此，父母对于处于学龄前期本应养成良好习惯，形成遵守学校规矩意识的时候，却没能坚持对小宇立规矩、讲要求。在家中，父母会因为小宇的打人、咬人的行为而满足其要求或不再坚持本来的要求，进而强化了小宇的攻击性行为。这样对待小宇的攻击性行为的方式并没有使小宇攻击他人的不良行为得到改善。

综合上述原因，教师采取以下办法进行干预：

第一，取得家长配合。处于学龄前期的儿童，由于年龄较小，是最应该培养其良好习惯以及一些较为普遍的社会规范的时候。这个时候家长起到了极其重要的作用。在家中，教师辅助家长为儿童制定一些家庭中的规矩，要求儿童一定要遵守。如：爸爸妈妈的要求要听，不可以乱发脾气，对人要有礼貌。家长不能仍旧对儿童过于溺爱，不能因为小宇发脾气或攻击人而妥协。

第二，消除小宇的焦虑情绪。小宇出现攻击性行为时，老师不再用粗暴或强制的方式制止他，而是首先给他一个相对较为安静平和的环境，使他自己先稳定下来。然后由老师或同学跟他一起做一些他较为喜欢的游戏，如折纸、拍手游戏。在游戏的过程中，老师对小宇出现的良好行为给予表扬。如：能够和小朋友一起玩游戏，能够听老师的话，消除他的焦虑情绪。

第三，由易到难逐渐提出要求，选择适当的强化物进行强化。老师要求小宇在课上做一些较为简单且他喜欢做的事情（例如：帮同学分发学具，带领同学做操）。小宇完成后，老师给予表扬，并告诉小宇，下一次他可以做更多的事情。对于他不想完成的事情不要强迫其完成。一个星期后，逐渐增加一些小宇不喜欢做的事情要求小宇完成。若小宇不想做，可以给予言语或行为上的鼓励，或辅助他一起完成。完成任务后，要采取更强烈的表扬和祝贺，使小宇从心底感到成功和喜悦。

整个干预过程包括2个星期的观察期、8个星期的介入期和2个星期干预撤除之后的情况。在干预撤除后，小宇的攻击性行为次数突然增加，并且涨幅明显，出现了自发恢复的情况。但由于教师处理妥当，且并未因问题行为次数的突然增加而妥协，因此自发恢复的时间持续较短，且很快趋于平稳。小宇的攻击性行为的次数处于低频，且在观察期内基本没有再发生。

通过本案例研究，对于处理孤独症儿童行为问题得到以下启示：

1. 循序渐进是非常重要的；
2. 家庭的配合对干预的效果起着至关重要的作用；
3. 有计划地进行干预，及时地给予奖励。

点评

文章选材不错，切入点小，行为描述具体，在收集数据方面，数据科学，真实反映了孩子的情况。应用行为分析法明确，找准问题的原因，对问题前因、行为、结果都描写得具体、清晰。

在找准问题的原因后，有针对性地提出建议。在处理方式上也切实有效。在数据分析方面，增加了干预撤除之后的观察期，使我们更加清楚地看出此问题行为干预的效果。

15. 无意中的"啊"

轩轩是个漂亮的小天使，来到中心的时候已经 4 岁了。记得那是 2015 年的夏天，天气很热，当我看到她的时候，她头发短短的，穿个小半袖衫、小短裤，猛一看还以为是个小男孩儿。跟她接触以后我才了解到，她无语言，不能表达自己的情感，认知能力一般。来到新的地方，仅短短的十几分钟的接触，轩轩表现出对陌生的环境和人都有很大的抵触情绪，情绪波动很大。

通过对家长的了解，我询问了轩轩入园前的一些情况。家长大部分的时间都是去上班，日常照顾轩轩的任务就交给了年过半百的爷爷奶奶，而爷爷奶奶也是百般呵护，包办代替得很多，使得轩轩在自理能力方面、同伴交往技能方面都表现得很弱。到了幼儿园里家长才意识到轩轩问题的严重性。随之他们来到北京，在其他机构里发现轩轩没有任何的学习经验，没有主动性的语言，跟熟悉的人有配合意识，对陌生的人有很大的抵触情绪。我了解到轩轩很喜欢看书，在看书时有较好的注意力但注意力易分散，模仿能力较差。家长急于解决的是轩轩说话的问题，同时由于轩轩的脾气不好，不能很好地控制自己的情绪，所以家长表现得也很无奈。

第一步：建立良好的信任关系，是开展任何活动的前提。

我清楚地记得前几次轩轩来上课的情景——和妈妈分离的场景，瞬间崩溃的画面，还有妈妈不舍的眼神。这些让轩轩和家长同时对这短暂的分离感到了不安。起初，她完全不坐小椅子，对拥抱感觉不到，玩具对她也没有一点儿吸引力。她趴在个训教室的门上一直不停地用手拍门，表示她的反抗。她会时不时地拉起我的手把我拉扯到门边，示意我开门。我告诉她："下课了，我们才能去找妈妈，先来跟老师玩一会儿。来，我们看看这个是什么？"她看到我什么都没有做，把她又拉回去，更是挣扎哭闹。我也没有放弃，试图抱着她让她感觉到安全感。我拿出一本图书，开始看了起来。"哇——"我用很欣喜的语气吸引她的注意力，她观察到我的变化也开始对我有关注，把注意力集中到了我这里。哭声渐渐地停止。就这样，在她的一哭一停声中完成了两节课。课程结束的时候，我跟她的妈妈确认了近期的目标，安排好下次课程需要的强化物——因为孩子有时哭闹需要带些食物，以使孩子能适应得快些。

第二天上课的时候，我看着妈妈从远处抱着轩轩走过来，她的小手使劲地搂住妈妈。我知道她对妈妈的依赖更大了，今天肯定又是哭闹的。来到我的面前，她妈妈虽有些不舍，但是还是很信任地将轩轩交给了我。我小声地在她妈妈耳边说："明天就不要抱着了，让她自己走过来。"我拉着轩轩的小手走进教室。今天她的哭闹明显地有了变化，进到教室的时候虽然还在哭，但是不会长时间地拍门了。轩轩能自己独立地玩游戏，但是不愿意坐在椅子上，当想要我帮助时，她拉着我去垫子旁边，示意我和她一起坐在垫子上。我很开心，因为她愿意让我和她有更近距离的接触。我觉得这就是进步。

第二步：筛选孩子的强化物，及时记录，这是孩子学习的开始。

虽然孩子们都喜欢玩具，但是找到属于轩轩自己的强化物是很重要的。我准备了图书、汽车、音乐鼓等一些玩具，放在了箱子里。当我出示这些玩具的时候，她的身体主动地靠近了我。我知道她对我已经有了些安全感。她在箱子里翻看着，拿起图书简单地翻看；拿起汽车不停地转轮子；拿起小娃娃看了看，没有多大的兴趣；抓起小套杯放下……经过了她的"审阅"以后，我基本上知道了她最喜欢的和不喜欢的有哪些。我还带她到其他的教室去选择，颜色鲜艳的套杯喜欢，汽车的轮子喜欢，水果的模型喜欢，大大的拥抱喜欢，好吃的薯片、甜甜酸酸的山楂片喜欢……就这样通过记录的方式记下了属于轩轩的强化物，开始了对她基本的摸底环节。

第三步：摸底环节给了我前进的方向。

我发现轩轩在和我一起看卡片的时候，也会有意识地模仿我的口型。虽然注意力易分散，但是通过手部精细动作训练，锻炼她的手眼协调能力，延长集中注意力的时间，轩轩在这方面有了很大进步。而且，她的情绪随着我用她喜欢的玩具合理强化也稳定了很多。她跟老师的配合也在逐渐增加。她的模仿能力还需练习，指令的完成也一般。在小的游戏环节中我看到了孩子天真的笑容。叫她名字的时候有反应，但是她没有答"哎"。我想可以从这方面入手，从简单的发音"啊"开始。

第四步：运用专业的训练方法尤为重要。

我把点名答"哎"作为训练的项目，从渗透发音的口型开始，把手放在自己的嘴上有打开的动作，表示"啊"的视觉刺激，奖励跟上。再到发音时喉咙的颤抖，也就是触觉的刺激，社会性的奖励不能停。再到利用儿歌的形式在游戏时渗透"啊"的发音、听觉的刺激。很快轩轩有了小小的进步，就是每次在叫名字时她都用自己的小手在嘴边有打开的动作。我把她的训练目标提高一个等级后，每次叫名字的时候她都主动地把手放在嘴边，虽然没有声音，但是还是有很大的进步。通过几天的练习，我发现一个小问题，虽然她在有意识地模仿，但是还不理解为什么要发"啊"的音。

我改变了教学的方法，玩"打哇哇"游戏，让枯燥的发音变成游戏的形式。从声音很小到有意识的模仿，虽然进步忽大忽小，但还是进步了。突然有一天在玩"打哇哇"游戏的时候，她小声地说了"啊——"。虽然声音很小，但是我还是听到了，兴奋地把她抱起来转了几圈，她高兴地"咯咯咯"地笑。短短的半个多月时间里她的进步真的很大。

第五步：及时强化、及时记录是孩子进步的阶梯。

从开始说"啊"，到简单的回合式教学，通过将近 3 个月的康复训练，轩轩有了很大的进步，和老师的配合能力、认知能力都有所提高。尤其是语言，每当她有新的音发出来的时候，我及时地给她正确的声音刺激。反复地刺激、反复地用不同的强化方式。孩子不仅在发音上有了很大进步，在控制情绪方面也进步相当大。

第六步：紧凑的教学环节、好的情绪是相辅相成的。

现在轩轩的仿说很好，有意识地模仿增多，固定的词语能够维持住。而且我发现轩轩在情绪好的时候学习特别快。只要负面的情绪一出现，我就马上转移或者衔接到下一个活动中去，这样减少她的消极情绪的发生，也就是说在设计教学环节时要紧凑。灵活的教学，充分地了解孩子，进入到她的世界，让她接受我，使她愿意跟我配合。

第七步：家长不仅是孩子的家长，更是大朋友，要放手让孩子来做。

其实这些训练都离不开家长们的积极配合。家长要放低自己的身份，不过度溺爱和包办代替，让孩子自己去做，让他们去尝试，相信孩子会做得很好。与孩子及时沟通，发现问题，作为大朋友教她解决问题，孩子才会有明显的进步。

点评

这篇文章思路非常清晰，在前期，对如何了解、观察孩子、制订计划，都做了充分的准备。在面对孩子不配合以及在教室表现出不恰当的行为时，作者可以用科学的方法面对孩子的行为并且引导孩子用正确合理的方式表达。这点做得非常好！在方法上，作者运用的知识点具体且准确，每一个孩子都是不一样的"星星"，能够因材施教才是我们教师对理论知识的真实运用。文章很具体地呈现了作者对应用行为分析法的应用，对于强化物、数据记录也都很具体。最后作者也很好地跟家长进行了沟通，指出我们这项工作不单单是专业机构的工作，更是家庭社会的责任！

16. "我再也不怕松树了"

"能能可以去幼儿园了。"电话那头传来兴奋的声音。能能的妈妈着急地把这个好消息告诉了我。能能在中心训练了将近1年的时间，语言能力有了很大进步，开始只能发单个的音，现在已经可以提要求，而且可以进行简单的对话了。她的模仿能力有了很大的提升，可以自发地模仿动作，跟着老师一起跳舞。在集体环境下也可以坐得住，可以配合老师，听指令完成任务。她和小朋友在一起行为适当，可以接受同伴的邀请一起活动，而且有简单的互动语言交流。能能终于通过了幼儿园的面试，可以背着小书包去普通幼儿园上半天的课啦。听到这个消息，我心里也好激动啊！

可是第二天下午来中心上课时，能能的妈妈就一脸愁容。我问她是不是孩子在幼儿园不适应，妈妈这才眼泪汪汪地说："幼儿园的门口有一棵松树，能能特别害怕，不敢进幼儿园的门。好不容易通过了面试，现在却在这里出现了问题，这可怎么办啊？"看着能能妈妈一脸无助的表情，我进一步向幼儿园老师和她的妈妈了解了具体情况，原来能能看到尖尖的东西就会很怕，嘴里一直说："不扎，不扎。"所以我决定帮助能能对松树进行脱敏训练。

备课的时候我做了精心的准备。我在个训教室的窗台上放了几盆花，其中一盆是肉肉的仙人掌。能能很喜欢个训教室，起初都没有发现仙人掌的存在，在第3天的时候我引导能能去看看窗台上的盆花，她看到仙人掌的时候情绪马上就崩溃了，大喊大叫地就要出去。我赶紧把仙人掌放到了个训教室窗台外面，关好窗户，并安慰她说："能能不怕，我们隔着窗户看它，好么？"同时转移她的注意力去闻闻其他的花香，能能确定仙人掌在外面的时候情绪逐渐地稳定下来，嘴里还不停地说："那个不漂亮，不要。"可爱的小美女，表达了自己内心的真实想法。

后来的教学中我就给她讲仙人掌的故事，告诉她仙人掌也需要人好好地照顾，这样它才会开出美丽的花朵。能能每次给其他的盆花浇水的时候就隔着窗户多看几眼仙人掌，我能理解：她内心特别期待仙人掌开花。

又一次浇花的时候，我就轻轻地把窗户打开，指着仙人掌说："能能，你看看，仙人掌都干了，它好渴啊，你能不能帮它浇点水呢？"出乎我的意料，能能竟然没有拒绝，我抓住机会赶紧把仙人掌拿到里面的窗台上，引导能能去帮忙浇水。只见她身体离仙人掌还很远，手高高地拿着水壶，胳膊伸出去远远地浇水，唯恐仙人掌身上的刺会扎到她。水根本没有浇到花盆里，洒了一地，我耐心地收拾干净。看到她接受了仙人掌"进屋"，我好开心啊！以后我每天都鼓励她勇敢地去接近仙人掌，差不多两周的时间，能能可以像对其他花儿一样，小心翼翼地给仙人掌浇水，并且会温柔地说："你快长大，开漂亮的花。"

我把这个消息告诉了能能妈妈，让妈妈尝试带能能去幼儿园上学。可是当天下午能能妈妈说能能还是怕松树，不敢上幼儿园。虽然能能接受了仙人掌，但是对于松树的泛化不够。当时正赶上要过圣诞节了，学校里准备了圣诞树放在大厅里。我突然就想，要不就拿圣诞树试一下吧。我挂上了圣诞球、圣诞袜等，把圣诞树好好地装扮了一下。可能能看到圣诞树就赶紧跑到个训教室了，根本不敢在大厅里看圣诞树。

后来我干脆把圣诞树搬到个训教室了，给她讲："这是仙人掌长高了，你照顾得很好，上面已经结出了好多小玩意。"能能似懂非懂地点点头，情绪还算是稳定下来了。她很喜欢圣诞树上的小玩意，我都给她拿下来，辅助她挂到圣诞树上，这一次她终于和圣诞树有一次亲密接触了。她自己也玩高兴了，自己把所有的东西都挂到上面，还一个劲地夸奖说："开花了，开花了，真好看。"接着我就把圣诞树搬到大厅里了，告诉能能："所有小朋友都喜欢漂亮的圣诞树，我们也不要害怕，好么？"能能睁着大眼睛看着我，用力地点点头。第二天上学的时候能能就特意去大厅里看了圣诞树，还主动地伸手摸摸上面的小玩意，恋恋不舍地跟我去了个训教室。哇！她竟然爱上了圣诞树，太神奇了！

我又给能能编故事："圣诞树也会慢慢长高长大，成了松树，我们也去给松树送礼物好不好，把它也变得漂漂亮亮的。"能能满心欢喜地答应了。第二天我和妈妈一起带她去幼儿园，准备了很多的小礼物准备送给大松树。到了幼儿园门口，能能紧紧地抓住我的手，还是能感觉到她很紧张。我马上把准备的小礼物拿出来分散她的注意力，让她选择一个她最喜欢的去送给松树。

能能看着礼物委屈地说："我不想把礼物送给它。"我赶紧给妈妈一个眼神，妈妈说："那你把礼物送给我，我再给松树好么？"能能赶紧把手里的玩意儿给了妈妈，妈妈自己把它挂到了松树上，对能能说："哇，好漂亮啊，能能要不要来试一下？"能能蠢蠢欲动，但是还是没有勇气去挂。我又拿了一个小礼物，示范着挂到了上面，妈妈和我都鼓励能能加油。这个时候能能已经犹豫地拿出了一个圣诞老人，迟疑地往前走去，边走边停，最后轻轻地挂在了松树上面，我和妈妈都欢呼雀跃地夸奖她："能能好棒啊，给松树送礼物啦，松树要谢谢你啦。"

能能自己也开心地拍手跳了起来。能能终于战胜了心理的恐惧，不再害怕松树，每天都开开心心地背上小书包，去幼儿园上学。能能每天早上到了幼儿园门口，还会看着松树骄傲地说一句："大松树，我再也不害怕你了！"

点评

　　首先，作为一名特殊教育老师，作者有很敏锐的观察能力，从能能害怕松树，分析得出孩子是对尖锐物体的恐惧；其次，针对孩子的问题，作者并未直接让孩子面对那个让她恐惧的"过敏物"，而是让孩子在熟悉的教室中，慢慢接受类似的"过敏物"，可谓用心良苦。在这中间作者也表现出足够的爱心和耐心。脱敏是个渐进的过程，每一个过程都过渡得自然，让孩子舒服。最后，作者很好地把握了一个"时机"，借圣诞节这个主题节日，让孩子从多个方面去认知这棵松树，并且不断地鼓励孩子去尝试接近，在这样的一个过程中让孩子对"过敏物"有更多好的体验，也建立了孩子的自信心。

17. 小贝贝的咿咿呀呀

小贝贝是 2016 年 3 月 8 日加入中心这个大家庭中的。这个 3 岁多的小男孩初次来到这个陌生的环境中并不感到害怕。他对我的出现毫无反应，对爸爸妈妈的离开也无动于衷，只是低着头，很安静地拨弄着自己手里的小玩具汽车的轮子，不哭也不闹；肉嘟嘟的小圆脸，一副憨态可掬的模样，很是惹人喜欢。这个小娃娃没有任何的语言，甚至只有在他极为少数的哭或者笑的时候才会发出婴儿般的嘤嘤的声音。小贝贝的认知能力很差，模仿能力也很弱，几乎不能完成任何的指令，叫名字时没有应答，对周围的环境缺少关注，我对这样的他感到些许担忧。询问家长得知小贝贝很喜欢吃甜甜的夹心饼干、玩汽车玩具以及看汽车的图片，我便选择用它们作为小贝贝的强化物。

起初，小贝贝很少会看我，除非我将强化物放在眼前。他也很少会因为我而开心地笑。一次，我拿出一瓶泡泡水开始吹泡泡，小贝贝看到泡泡后竟然开心地笑了，但他不去抓或者拍，只是静静地盯着看，直到泡泡全部消失后，小贝贝转过头来看看我，又看看泡泡水，眼睛里闪烁着光芒。我知道小贝贝喜欢泡泡，便又吹了，小贝贝又开心地盯着泡泡看，我伸出手指在他面前轻轻地触破了一个泡泡，小贝贝似乎很惊奇，自己也伸出手去触碰一个泡泡，泡泡"啪嗒"一声消失了。他又惊又喜，又去触碰别的泡泡，待泡泡全部消失后，他又将目光转向我。我再次一边吹一边说着"泡泡"。这节课我们都很开心，尽管小贝贝没有开口说话。小贝贝的开心或许是因为看到了泡泡的"神奇"，而我的开心是因为小贝贝主动看我了，而且看了很多次。

对小贝贝的干预我采用了回合式教学法，从模仿训练开始，辅助小贝贝模仿老师拍音乐鼓、摇沙响蛋、拍手等简单动作，发指令后立即全躯体辅助小贝贝完成模仿，并快速给予小贝贝夹心饼干或汽车玩具。这些动作模仿对小贝贝来说并不容易。1 周后，小贝贝基本可以在半躯体辅助下完成这些模仿指令。但紧接着小贝贝便能独立完成了。这让我感到很欣喜。我想此时的小贝贝应该已经懵懵懂懂地意识到模仿老师的动作就可以吃到夹心饼干或者玩汽车玩具了吧。

训练初期，个训课和小组课堂中的小贝贝都很安静，没有婴儿的咿咿呀呀，不笑也不哭，俨然像个小大人。这样的情形对他的语言发展并不利。家长反映小贝贝在家里会偶尔发出些声音，我便与家长沟通，只要孩子发出了声音，便立刻给予孩子喜欢的东西，强化孩子的出声行为，直到小贝贝能每天"咿咿呀呀""啊啊呜呜"地说个不停。

小贝贝在课堂上的出声是源自一个小猫拼图。一次我拿着小猫拼图随意"喵"了一声。小贝贝竟然也"喵"了一声。我又惊又喜，立即把小贝贝最爱的夹心饼干给他，并且大声夸赞。等小贝贝吃完后，我拿着小猫拼图放到嘴边，吸引小贝贝的注意后又"喵"了一声，紧接着，小贝贝也"喵"了一声。我很开心，立即再次给予小贝贝强化物和掌声。与小贝贝玩了个挠痒痒互动游戏之后，我拿着小猫拼图又试着说了一声"喵"，小贝贝又模仿着发出了"喵"的声音，我立即再次给予小贝贝强化物。对于小贝贝突然出现的声音，我感到非常开心。接下来，我多次拿出小猫拼图，吸引小贝贝注意并频繁发出"喵喵喵"的声音，小贝贝也会跟着"喵喵喵"地出声，我继续奖励小贝贝夹心饼干和大声的赞扬，强化小贝贝发出声音的行为。经过课后沟通，小贝贝的妈妈讲述小贝贝特别喜欢听《小花猫上学校》这首歌。一听到这首歌，小贝贝便自己"喵喵喵"地唱起来。下次课堂中，我拿出一个猫咪形状的音乐盒，吸引小贝贝的注意，然后"喵"了一声，小贝贝也跟着"喵"了一声。我立即强化小贝贝的出声行为。接着我打开音乐盒播放音乐，里面有《虫儿飞》《小花猫上学校》《数鸭子》等儿歌。听到音乐盒里的歌声，小贝贝高兴地跟着咿咿呀呀哼起来，我立即将强化物给他，并夸赞小贝贝唱得真好听。通过多次播放音乐和不断强化，小贝贝逐渐在课堂上会跟随音乐发出不同的声音，并且发声的频率明显增多。一次，在没有播放音乐的情况下，小贝贝自己哼哼着唱起来。我很开心地跟着小贝贝一起唱，等他唱完后立刻奖励强化物并夸赞他唱得好听。多次强化后，小贝贝在课堂上自主出声的情况越来越多。

1个月后，课堂上的小贝贝不再像是个一声不出、严肃的小大人，而是一个活泼爱笑、"咿咿呀呀啊啊呜呜"嘴巴停不下来的小娃娃，很是惹人疼爱。小贝贝的模仿和认知能力有了一定的提高，他可以独立完成部分动作指令和操作模仿。最让我们开心的事情发生在一个下午。小贝贝的妈妈送小贝贝进了教室，她和往常一样看着小贝贝说了句再见就走出了教室，小贝贝看着妈妈离去的方向突然大哭了起来，并向门口走去想要找回妈妈。我突然觉得小贝贝有了很大的进步，小贝贝的哭着找妈妈的行为不正是证实了他对妈妈存在依恋，他能意识到妈妈离开了，并且他对妈妈的离开感到伤心、不安吗？这与他刚入园时对爸爸妈妈的离开无动于衷的表现大相径庭。

小贝贝可以"咿咿呀呀"地发音后，便可以开始进行受控发音练习了。在小贝贝有要求时让他模仿老师或家长发音，不要求发出的音完全一样，只要小贝贝配合发出了声音，便立刻给予强化。通过不断强化，小贝贝的配合度增高。这个时候的小贝贝大概已经意识到配合老师或爸爸妈妈模仿出声就能得到他想要的夹心饼干或玩具汽车了吧。经过一段时间的语言模仿训练，小贝贝可以模仿发出"啊呜""妈妈""爸爸""乌鸦""哥哥"等声音，并且可以通过语言辅助提出"饼干""吹泡泡""抱抱我"等要求。

现在的小贝贝可以通过语言提示向老师和妈妈提要求，可以完成多个一步大动作指令，可以听指令拿、放常见物品，可以独立模仿老师完成多个动作或物品操作，还可以自发模仿老师拍音乐鼓，玩毛毛球、弹簧圈、转珠车等玩具，而且他还可以自己打开猫咪音乐盒播放音乐，独立完成简单的拼图。小贝贝的进步让我和家长都感到无比欣慰，他的咿咿呀呀在我们的耳朵里成了最动听的音乐。

点评

　　本文详细地描写了孩子从最开始的无语言、无模仿，以及对家人的情感缺失，到后来经过一对一的课程训练后的一些变化。可以看出，教师对孩子观察得很细心，也很用心地在给孩子做训练。教师在给孩子上课时主要用的是回合式教学法，从最简单的模仿到后来的发音。从孩子的进步来看，教师选用这种教学方法是很适合他的，在孩子取得进步的同时，教师和孩子也收获了快乐。

18. "我要饼干"

　　粥粥是个 3 岁 1 个月的小男孩，长得肉嘟嘟、圆乎乎的，十分帅气可爱。他的爸爸妈妈都是大学教师，粥粥出生后，他的妈妈就辞职当起了全职妈妈。据粥粥妈妈说，她之前一点都不喜欢孩子，粥粥出生后才开始一步一步学着如何做妈妈，学着如何照顾一个幼小的婴孩，大到早教课程小到每天吃什么早饭、穿什么衣服。随着孩子慢慢长大，妈妈发现自己家的孩子除了说话不太流利，其他都比同龄人好，比如：粥粥特别爱干净，喜欢把所有的东西都排列得整整齐齐；他能认识很多很多卡片；认识颜色；认识数字；认识 26 个英文字母，并能把它们按顺序排列得整整齐齐；还知道很多水果的英文名称。直到有一天妈妈把孩子排列英文字母的视频发给一个医生朋友后，他们的生活发生了巨变。之后，粥粥妈妈带着粥粥来到了北京。

　　粥粥于 2015 年 12 月末进入北京大学医疗儿童发展中心。初次见面，他就给我留下了深刻的印象。粥粥有很严重的刻板行为，比如：拼板里的小块拼图必须按固定的顺序拿出来，再按固定的顺序放进去，在这个过程中不能出一点差错，即使偷偷地拿走一块也会很快被发现，然后粥粥就会大发雷霆，大哭大叫，把随手拿到的东西往旁边的人头上丢，以此发泄自己的不满。粥粥在有情绪时，会直接躺在地上，如果妈妈不去扶他，他就会主动寻找妈妈，爬到妈妈身上揪妈妈的头发，掐妈妈的胸口，有时还会伴随着大小便失禁。在语言方面，粥粥能清楚地说一个字，大部分的叠音，两个字说得还不是很清楚。在其他方面，粥粥并不会主动与家长交流，也没有目光对视，不会关心周围的人与事，只在意自己面前的玩具，也不会期待别人的回应。在需求得不到满足的时候，或者是不按他的想法做的话他就会开始哭闹，一天的时间中至少有五六次，每次持续的时间 10 分钟到 2 小时不等。但粥粥小朋友也是有很多优点的，比如他能记住那么多名词，而且能同时记住一个物品的中英文读法，能认识很多汉字、数字以及它们的英文读法，说明他记忆力很好，视觉辨别能力很强。同时，他有较好的学习能力，平均每 3 天就能掌握一个新技能。泛化能力也很不错。在做项目方面，老师教会之后，妈妈在家做泛化训练，孩子可以在 1 周之内至少掌握 10 个范例，而且有时候根本不用妈妈做泛化训练，自己就可以完成部分泛化。个训课上学到的知识也能很好地应用到集体课上，只是在集体课上周围的刺激太多，环境相对比较松散，孩子的注意力会有所下降，所以表现得要比个训课逊色很多，但整体来说还是很不错的。总体来看，当前粥粥存在的最大问题就是因为情绪而产生的行为问题。

针对粥粥的行为问题，其实不难看出，大部分情况是沟通不畅导致的。由于孩子的语言较少，沟通的长度有限，也没有掌握合适的沟通方法，他有什么需求，全凭妈妈猜测与观察，在妈妈猜不到的情况下，孩子抑制不住心里的焦急或因为求而不得，便会大哭大闹，向妈妈发泄自己的不满。因此，当前最迫切的就是教给孩子如何表达需求，教给家长如何了解孩子的意愿。这个目标便与 VB-MAPP 里要求的第一阶段相对应。老师采用回合式教学法首先吸引孩子的注意力，老师问："你要什么？"在孩子还不能独立完成的情况下，辅助孩子说出目标物的名称，之后快速将物品递给孩子，并给予社会强化。之后，停顿，再进行下一回合。这里的目标物必须是孩子真真切切此时此刻强烈想要的东西，如果不能满足这一点，"要求"类的项目是无法实现的。至于孩子喜欢什么，这就有赖于家长和老师的观察了。由于粥粥只能清楚地说一个字，所以我对他的回答只要求一个字，比如孩子要求饼干，那么粥粥只要说"饼"或者"干"就可以了，当然，针对语言长度的问题，还要进行额外的语音学习。首先，如何吸引注意力呢，可以是叫孩子的名字，也可以用强化物吸引，或者是将孩子的小手拉到训练者的眼前等。吸引注意力的方法有很多，每个孩子都有自己喜欢的方式，切忌重复不停地用同一种方式。至于辅助的问题，辅助可以分为肢体辅助、手势辅助、语言辅助。在粥粥学习初期，首先需要语言辅助，在我提问"你要什么"并快速说"饼干"之后，孩子跟着说"干"，我就会把饼干给他。等孩子独立掌握之后，就降低辅助等级，我的辅助就变成只说"饼"，孩子就会接着说"干"。再之后我就开始只呈现口型辅助，慢慢变成了手势辅助，直至孩子独立完成。最后，再强调一点，在学习要求的初期，最好把孩子要求的东西呈现在孩子眼前，这样更有利于孩子学会这一技能。通过这一方法，当粥粥学会要求"干"之后，我们会继续泛化学习这一项目，例如：要求泡泡、糖、车。用这些方法，伴随着语音学习，粥粥渐渐可以要求棒棒糖、冰淇淋等多音节物品，也可以用简单的句子表达"我要泡泡"。在学习一些动词短语后，粥粥可以要求"我要坐椅子""我要吃饼干"。随着粥粥的表达越来越清晰，表达的内容越来越具体，他的哭闹行为明显减少了很多。而且与老师、家人的互动大幅度增加，语言理解、眼神互动，以及注意力、等待能力等综合能力都有了大幅度的提升。由于沟通变得顺畅，粥粥学会的东西越来越多，每天可做的事情就比之前多了很多，尤其是针对一项玩具粥粥在掌握了多种玩法之后，就不再执着于一种玩法，甚至还会要求妈妈陪自己玩。

从这个案例中我们可以看出，孩子的任何行为特别是看起来有点"怪异"的行为都是一种信息的表达，只是可能孩子自己无法独立学会我们所能接受的行为表达方式，不得不采用自己的方式解决问题。当孩子自己的方式不被理解时，他便会变得沮丧甚至愤怒，由此产生更为严重剧烈的新的行为问题。所以我们家长必须更加仔细地观察孩子的行为，也可以用分析行为前因后果的 ABC（前因 - 行

为 - 结果）行为分析法来分析孩子的行为，了解孩子行为的目的，预测行为的发生，找到合适的切入点，从而改变行为方向以及孩子的态度，教孩子如何用正确的方式表达自己。

除了应用正确的干预方法外，家长的心态也是很重要的。切勿将孩子与世隔绝，切勿因此而过分溺爱，切勿心急，切勿盲目攀比，切勿给孩子施加压力。要正视自己的孩子，接受他们的不同，帮助他们解决一个一个问题，渡过一个一个难关。而且，还有这么多诚心诚意愿意帮助孩子们的老师，我们的家长更要不断努力，与孩子一起创造独一无二的幸福。

点评

功夫不负有心人！老师对儿童的基本情况收集得很仔细，在观察期间能发现儿童的优点和所需提高的能力，并针对儿童的情绪问题加以分析。通过 VB-MAPP 里程碑评估，灵活运用回合式教学法让儿童学习提要求。在语言行为中，让儿童学会提要求是关键。老师在应用行为分析法原理的支持下，改变了儿的行为问题，使其情绪也得到改善。老师在教导儿童提要求的过程中，辅助是为了更好地撤除辅助。在每一个环节老师都及时强化儿童好的行为，从而使儿童达到能独立地提要求。这是为了让他能在以后的生活中提更多的要求。发现儿童的优点，从优点出发，用一颗真诚的心理解他、包容他、接纳他，让他们在平凡的日子里活出非凡的自我！

19. 说话，从提要求开始

　　教育孤独症的孩子是一个系统工程，这不仅仅是家长们把孩子交给康复老师做干预训练就能让孩子"恢复正常"的，家长们还必须要投入大量时间和精力，时刻关注孩子的日常行为，用发展的眼光去帮助我们的孩子，支持他们。这样，他们的行为才会不断改善，能力才会不断提高。当然，他们适应社会环境的能力也就随之提高，学习能力也会越来越高，最终达到家长和老师共同期望的目标——逐渐缩小与普通孩子的差距，尽快回归到主流生活。

　　萱萱是我带的第一个孤独症女孩，4岁半，有少量语言，且大多数语言是延迟性仿说动画片中的台词及儿歌中的歌词，发音较为清晰，当有需求要她做表达性语言的项目时就会有严重的情绪行为出现，如大哭、大闹。众所周知，女孩的孤独症发病率比男孩低，但程度却普遍比男孩子要偏重一些。所以萱萱也没有例外地符合了这条定律，她是一个重度孤独症的孩子。我接触这个孩子的时候，她已经在我们中心训练了一段时间了。当时从家长和之前对她做康复训练的老师那里了解到她的能力水平如下：具备了简单的听音反应和模仿能力，心情好的时候能说说动画片里的台词或者哼哼儿歌，语言项目偶尔能配合仿说"啊"和"我要"。萱萱妈妈最期望的是萱萱能有语言。记得妈妈第一次和我沟通的时候就告诉我说，她怀疑萱萱是心理有问题，不是不会说话，而是不愿意说话。给萱萱上第一节课时，她的表现总的来说是相当不错的，做模仿和听音反应领域的项目非常配合，但语言项目出现的时候，她立刻就出现了严重的情绪问题，具体表现为哭闹且伴随不断地起立坐下，不仅是高频率且力度也相当大。所以，上完第一节课后，我初步判断孩子在排斥语言，她不愿意说话。她的情绪和行为问题都是她在向我表达她的抗议！她无法使用语言，所以她选择了之前有效的方式——让她说话，她就哭，就不说，一会儿起立一会儿又坐下，反正不用说……以此来与我对抗！于是课下我和她的妈妈沟通，我们要做的不是逼萱萱说话，去撬开她的嘴巴，而是去寻找强化效能高的强化物。因为她能哼儿歌，这说明构音和发音都没有问题，她缺乏的是动机，她还没发现说话的"好处"。也就是说，当萱萱开口说话的时候，我们的强化没有到位，她还没感觉到说话的意义。我从她的妈妈那里得知了她喜欢听《新年好》《小火车开了》《我的好妈妈》等儿歌，喜欢看巧虎系列动画片、《大头儿子小头爸爸》等。

　　之后的一段课程，我开始了第一步计划。我上课的主要内容除了给萱萱做她能够接受且完成得很好的一步大动作模仿、简单常规及生活中需要的指令、视觉配对等外，还花了很多时间和她游戏、玩耍，在活动中我一直哼哼儿歌，而且专门哼唱她熟悉和喜欢的儿歌。与此同时，让萱萱妈妈也得像我这样在家和孩子玩她喜欢的活动和哼唱儿歌。终于，我和萱萱妈妈的努力没有白费。在第2周星期四的时候，当我如往常一样哼唱《新年好》时，萱萱居然开始接唱了我的歌词——"我们唱歌，我们跳舞。"那时的我真的比她还开心！慢慢地，在接下来的一周，在课上，她开始接唱："咔嚓咔嚓，火车开了""我的好妈妈"……

于是我与萱萱开始有了歌曲接唱式的"语言交流"。有了一个好开端之后，接下来的一段时间里，我开始了我的第二步计划。我在课堂上加入了 VB-MAPP 语言行为中的提要求作为萱萱的学习项目。提要求指的是，语言行为形式（一个人说了什么）是在动因机制（一个人想什么）和特定的强化物（一个人得到了他想要的）的功能性控制之下。例如：孩子想吃饼干，他就对妈妈说："我要饼干。"最终他从妈妈那里得到了饼干。孩子说的这句"我要饼干"就是他对妈妈提的要求。提要求是唯一一种使讲话者直接受益的语言行为，意思是提要求（常常）使讲话者获得他想要的东西，如食物、玩具、活动、关注，或者消除厌恶刺激。孩子提出要求，得到满足的同时就是得到强化。我的目标是让萱萱能够使用语言表达提要求，能够对她喜爱的玩具或者零食提要求。整合资料后，我采用了最容易达到目标的方法——从孩子已经会的"我要"入手。大概思路就是："我要"→"我要某某（玩具/食物）"→"我要玩某某（玩具）"或者"我要吃某某（食物）"的过程。所以我在课堂上把萱萱会仿说的语言"我要"，使用强化，经过一个多星期，发展为了提要求："我要某某（玩具/食物）。"然后接下来把"我要某某（玩具/食物）"差别强化为"我要玩某某（玩具）"或者"我要吃某某（食物）"（教学方法有待商榷！！！）。同时，这个过程中，在每天下课的课间10分钟，我也反复叮嘱萱萱妈妈在家一定要做好配合工作，给萱萱创造条件和各种机会向妈妈、姥姥等家里人提要求，把提要求泛化到不同的人物和不同的场景中去，让萱萱真正初步地掌握这项技能。就这样，我和萱萱妈妈差不多用了一个多月的时间，让萱萱能够在所要求物品在眼前的情况下自发性地提出5个要求。

提要求对早期语言的发展和对孩子与他人的日常交流都是很重要的。提要求是孩子所掌握的第一种沟通形式。早期的提要求常常是在一个孩子饿了、困了、疼痛、冷了或者害怕时以区别性哭声表达出来的。随着孩子的成长，哭也可以用来要求玩具、关注、帮助、物品和人的移动，或者除去不喜欢的刺激。普通发展的孩子很快就学会了用词语或其他沟通方式代替哭泣。但是星星的孩子却是学而知之，教而知之，不教不知，不学不知，所以必须要教，任何问题都不能等他们自然而然会。我想只要教，他们的潜能一定是巨大的，千万不能低估了孩子的能力，不要认为他可能学不会而放弃，一切都要试着去做。一切有计划有目的的尝试都会有意想不到的收获，孩子真的会带给我们惊喜！

我想表达的是，不管我们的开始有多么难，只要家长和老师都有信心，有一个好的心态，用对方法，共同努力，孩子就会朝着我们所希望的方向走下去，即使很慢，却在前行！

点评

　　本文的语言丰富，构思清晰，语句通顺，将儿童的各方面能力描写得比较全面、具体。在教育方法上，教师能够很快地找到问题所在并及时找家长沟通。在课上能感觉出教师是让儿童处于一种比较放松的环境，利用有效的学习动机强化儿童语言能力，让儿童知道了说话表达的好处。这一点也是最重要的！我觉得值得我们学习的一点就是，教师能够在下课时向家长传授如何帮助儿童在家中泛化上课时所学的知识，只有老师和家长一起努力我们的孩子才会更加完美！

---

20. 让声音变得有意义

　　小宝是个活泼可爱的小男孩，年龄很小，只有 2 岁。他的身体的协调性、肌力较差，左右摇摆，貌似蹒跚学步，走起路来像喝醉了似的，妈妈很担心他随时都有可能摔跤，所以总是像保护伞一样跟随在孩子的旁边。小宝来到教室里四处乱跑，没有一点安全意识，根本停不下来。在中心训练时妈妈一遍又一遍地交代老师，生怕孩子被摔伤。在我了解孩子情况的过程中，妈妈又流露出一丝丝的担忧，最让她头痛的一件事情就是孩子不会说话。

　　常常听到父母们最担心的话就是："我们的孩子什么时候才会说话？""他是不是以后都不会说话了？"我作为一位母亲，也特别能感受和理解他们的心情。在小宝来中心接受训练时，通过观察发现，小宝在玩得很开心时，偶尔也能发出几个无意识的"啊""嗯"等音节，关键是小宝在跑、玩玩具和食物上的动机较强，这也让我看到了一线希望。父母们可能会忽略这些无意识的发音，再与同龄孩子一对比就更沮丧了，其实仔细想想，小宝在玩的过程中能有这个表现，也是一种能力。如何能让这几个无意识的发音变得更有意义呢？我们必须让它变成小宝提要求的一种能力，让音节变得有功能性，让发音变成物品的名称等，通过这些方法都是可以实现让声音变得更有意义的。

　　为了快速地建立良好的师生关系，开始接触小宝时，我就不断地以各种游戏、玩具、非语言沟通和丰富而又夸张的表情等吸引他的注意力，可他经常不看我，总是寻求感官上的刺激。我试着与他玩身体触碰的游戏，没想到他一下子就喜欢上了这个游戏，学会了享受其带来的乐趣。在曾经的一次专家培训中，有一句话一直铭记在我心中："老师要成为孩子们最大的强化物，你就成功了！"功夫不负有心人，他已经开始慢慢地接纳我了。这时我发现他有几个无意识的音是比较清楚的，如"ā""ēn""tài tai""zā za"等，还能做一些简单的口部模仿，如吹唇、"打哇哇"等。当看到这些时，我像发现了新大陆，非常兴奋，开始将他的每一个发音进行次数记录，再尝试让他仿说元音和辅音，结果又有了新的发现与突破。

　　如何让孩子喜欢你？强化物是关键，如果能让自己变成孩子的强化物就是最高境界。在初期，与家长沟通是很重要的，有效地收集孩子的强化物，从食物、玩具、游戏等各方面收集两到三样，同时在课堂上也要收集，然后科学地对每一个强化物进行评估，给强化物做一个等级排序，让每个强化物都能发挥出有效的作用与支持。

首先，强化物要与老师做连接，让孩子知道从你这儿能得到好东西，且只有从你这儿才能得到。当小宝开始四处乱跑时，我就会拿着他最喜欢的强化物坐在地上玩起来，这时小宝在尝试着接近我，摸了一下又跑了。适应人和环境是需要一定的过程的，更何况他还是一个小小宝，对他人都会有防备心理。为了让他能坐下来不乱跑，我在地上放了一块垫子，在垫子上放上他喜欢的强化物，这时他开始停止脚步，慢慢地蹲下来，脸上露出了笑脸，突然"咯咯咯"地笑起来，一下冲向垫子坐了下来，开始享受我给他的强化物。

我试着一点点地接近小宝。我手里拿着他爱吃的饼干吃了起来。这时他用眼睛瞄了我一眼，我表现出特别好吃的样子，他的手也慢慢地尝试着要拿饼干。我给他一块，他看起来吃得很香，又伸手向我要，这时我说"干干、干干、干干"，再把饼干给他。这个音是我收集记录下来的一个音，所以在他很开心玩的过程中，我巧妙地把音节与强化物相结合，在他现有的能力上将音节变得有功能性，通过训练达到了预期的效果。在语言行为上，这也是一个很重要的提要求技能。在反复进行回合练习后，他突然努力地咧开小嘴巴将牙齿上下地打磨着，开始发出"gān gan"的音节。他好像准备好要跟着我一起说了。这时我像是要跟他开一个快乐的派对，高兴地为他庆祝他开始发音了，我把更多的饼干给他，对他的行为进行差别强化，让他以后能更有动机地去学习说话。

他仿佛感受到了在这里上课很有意思，有吃的、有玩的，心里感觉特别高兴。他拿起身边的一辆绿色带有声音的小汽车，在地上来回地推着玩，并仔细地观察汽车的各个部件，还不停地拨动汽车的小轮子。他玩了一会儿，发现汽车的后备箱可以打开，就使劲地用他又软又无力的小手努力地想试着把门打开。这时他忍不住地将车往地上一砸，汽车门依旧没有打开，于是他开始咬紧牙关，扯着脖子，攥着两个小拳头，表现出一脸不高兴又无助的表情。我从地上把小汽车拿在手里，他不停地拍打小汽车，我明白他想要打开车门，我说"帮帮、帮帮、帮帮"，然后把小汽车的门帮他打开并递给他，他顿时脸上乐得像开了花一样。我拿出一个模型小珠子，让他模仿我将珠子放入汽车后备箱里。他很快地模仿我的动作，也将珠子放入了后备箱。这时我不由自主地抱起他在空中飞起来，他兴奋地蹬着脚，与我一起分享这喜悦的成果。

我把小汽车的后备箱关上，开着小汽车一边哼着有关汽车的小曲儿，他眯着双眼看着我。这时我在思考着有什么音可以跟汽车相关联呢？因为他的口语有限，"汽车""滴滴"他都不能说，但有一个音突然浮现在我脑海里——"m"。我推着小汽车不停地在吸引他，嘴里还不停的哼着"m——m——m——"，然后将小汽车给他，他接过小汽车也开始在地上推了起来。他紧闭着双唇好像又要开始爆发，我再次拿起小汽车，一边推着一边哼着"m——m——m——"，结果这次在第4个回合他就学会了，我们又一次一起狂欢起来。在每个音节与强化物配对的同时，我都引用"刺激、刺激、配对"的语言行为对他进行有效训练，增强他的学习动机，从而达到提要求的技能。对于他来说，真正掌握一个技能是一件不容易的事情，在训练的过程中，我发现他掌握一个技能总是很不稳定，所以对他的要求是连续 5 天都能成功，我才换另一个新技能，并每天将已经掌握的技能作为维持项目不断地练习以达到学而不忘的效果。

通过训练，现在小宝已经能掌握几个提要求的技能了，并且有一定的发音，我心里真的特别欣慰。但提要求的技能还远远不能满足他的需求。小宝妈妈有时跟我说小宝在家中会发脾气，达不到要求就会哭闹。从行为功能分析的角度去看，他想从妈妈那里获取食物，而妈妈并不明白他要表达的需求。当一个人不能很好地说出自己所要表达的需求，是多么痛苦的一件事情。从孩子的角度去思考，我特别能理解小宝的心情。随后我拿出之前收集的强化物列表，与小宝妈妈沟通后，将每一个强化物都拍成了独立的图片，开始进行图片交换教学。为了能快速地让小宝表达自己的需求，我让小宝妈妈进入课堂作为我的辅助老师，同时也让她学会如何辅助小宝学习一个新技能。在图片交换教学的第一阶段，只需一张图片和一位辅助者，当孩子能将他所需的物品图片交到沟通者手中，沟通者再将物品给孩子，就成功地达到了有效的沟通。

我和小宝妈妈已经准备就绪，在之前我给小宝妈妈提了几个要求。首先，作为辅助者不能有任何言语出现，其次，在小宝有动机想要去拿老师手里的物品时，就即刻辅助小宝去拿图片交给老师，最后，要逐渐撤销辅助，让小宝达到独立沟通。小宝看着我手里的物品已经迫不及待地想要得到。小手伸过来时，小宝妈妈很紧张地一把抓住小宝的小手去拿图片交至我手里，我非常高兴地接过来，并拿着图片放在物品的旁边作配对，大声地说出物品的名称，随后将物品递给他。小宝很高兴地拿在手里，兴奋地玩起来。在小宝妈妈的及时辅助下，小宝很快学会将图片交到我的手里，因为他已经知道将图片交到我手里就会有好东西与他分享。经过两天的训练后，他已能较熟悉地跟我交换图片了，并且在我一遍遍的语言刺激下，居然又蹦出一个"旺旺"（旺旺雪饼）。小宝妈妈和我都非常高兴，而且小宝妈妈说在家时他的情绪也有所好转了，我真心地为他感到骄傲和自豪。

细节决定成败！只要在教学与生活中仔细观察，总能发现与突破，帮助到更多的孩子。怀揣着一份爱心、耐心、恒心，我更有信心在特殊教育行业里坚强地走下去。冰心说过："有了爱就有了一切。"虽然上帝为星星的孩子关上了一道门，但我们可以用爱为其打开另一扇心灵之窗，让他们更好地融入社会，与我们共同生活在蓝天下，无障碍、有尊严地体面生活，让幸福的微笑常驻他们的脸庞。

点评

作者在文章的开始便简单介绍了孩子的基本情况，让读者了解孩子的基本能力，并提出了让家长最为着急的问题——语言。这位老师从让常人难以觉察的孩子的无意识的微小发音找到了问题的突破口，找到了开始的第一步，即标题所告诉我们的，让声音变得有意义。在所有训练开始之前，就是与孩子建立良好的关系。这是作为干预课程中不可缺少的一步，甚至比课程本身更重要。但这往往是很多家长甚至是特殊教育老师最容易忽略的问题，与孩子的关系建立得还不太好的时候就强行给孩子加入训练项目。这往往就是之后训练课程不顺利的关键因素。这位老师很好地完成了这个环节，所以孩子在之后的训练中进行得特别顺畅，将声音与强化物联结，孩子学会的有意义的音越来越多。同时应用图片沟通系统，让孩子掌握新的沟通渠道，情绪问题也有了很大的改善。这位老师在细心的观察下发现问题，用专业丰富的知识解决问题，与家长充分沟通，让家长参与课堂，是我们每个特殊教育老师的榜样。

21. 一个眼神的肯定

　　小玉，2012年6月12日出生于山西高平的一个普通家庭。2015年6月，小玉经北京大学第六医院专家诊断，确诊为孤独症。小玉父母第一次接触孤独症，对于这种病症可以说是一无所知，得知这种结果后瞬间崩溃。经过几番周折多方打听，2015年6月15日小玉的妈妈领着小玉来到了中心接受康复训练，而我就成为了她一对一个训的老师。这是我特殊教育职业生涯的第一个个训儿童，所以她对我来说有着一种特殊的意义。

　　通过跟小玉妈妈的谈话我了解到：①家庭状况。小玉妈妈诚恳地跟我说，其实她的家庭不和睦，由于某些因素小玉爸爸正在跟她闹离婚（说到此小玉的妈妈哽咽了），而小玉便跟随妈妈来到北京康复，居住在租来的几十平方米没有空调的小平房里，生活也是很节俭。后来由于妈妈工作的原因，也考虑到经济状况，不得已由姥姥和姨姥姥来北京相继照料看护。②家庭遗传病及病史。小玉曾有过癫痫病史，且复发过一次，无家族遗传病史。听到此，我便同情起这位伟大的母亲，她得承受着多大的心理、生活的压力，以自己瘦弱的肩膀扛起了家里的一切。丈夫的离异，女儿的病情，经济的来源……面对这些压力，小玉妈妈说："摊上这事谁都不愿意，可我是一个当妈妈的，她是我身上掉下来的一块肉啊，别人不管她，我一定要管，而且我一定会坚持，尽我最大努力给她最好的。"小玉妈妈的一席话更加坚定了我去帮助小玉，帮助这位伟大的母亲的决心。

　　刚入园那时的小玉，3岁，完全不搭理任何人，没有任何的社交、沟通和眼神对视，叫她名字没有一点回应，基础能力基本为零。家里的照料者老人比较多，也比较娇惯孩子。小玉来到机构也一直都要妈妈抱着，只要一把她放下或者是妈妈一离开，她便开始满地打滚，号啕大哭，怎么哄劝都无济于事。她不开口说一句话，有时嘴里总是嘟嘟囔囔，但吐字十分不清，完全听不懂在说什么。小玉妈妈说："哎，叫她一点没反应，跟没事人一样，只顾着玩自己的，完全不搭理不回应，听不懂话，我们真是一点办法都没有。哪怕她做出点回应，我们也是开心的。"我对着这位可怜的妈妈说："别灰心，我们一起努力、相互配合，相信您的期许一定可以实现，而且孩子也会越来越好的！"小玉妈妈用期待的目光注视着我说："谢谢您，谢谢您，辛苦老师了，我们一定会积极配合的。"

　　我决定先让小玉从适应环境、适应老师和遵守规矩练起。基础是很重要的，只有打好地基才能搭建更高的楼房。开始的2周时间里，我不逼迫她做任何事情，由着她的性子来，我会在教室的地面上铺满各种不同类型的玩具和食物来吸引她，一边观察一边跟她一起玩，并记录哪些是她最喜欢的（强化物的选择），哪些是她比较喜欢的，哪些是一点也不感兴趣的。由于她无法安坐于椅子上，我便找来垫子跟她一起坐在地上玩。首先拿出她最喜欢的物品来吸引她，使她可以跟我配对，（起初不要求必须眼神对视）只要她来找我，我便会立刻给她物品（强化），并说一句："真棒，小玉来找老师了。"让她先适应新环境和老师，让我和她之间建立起感情，因为对孤独症幼儿来说情感的建立是进行教育的第一步。

持续了大约一个星期，她渐渐对我产生了好感，不过我们依然坐在垫子上。而这周，她过来拿强化物时居然看了我大约 3 秒（我猜，估计是想知道谁这么好总给我好吃的，嘿嘿）。但就这短短的 3 秒把我高兴坏了，我给了她一个大大的拥抱，并给了她双份强化物。一节课下来，她大约有 10 次跟我对视 3 秒左右的行为发生。下了课我便把这个好消息告知小玉妈妈，小玉妈妈听后带着一丝怀疑地问："真的吗？真的吗？"然后又接着叫："小玉，小玉。"可结果是，小玉无任何反应。妈妈焦急地问道："老师老师，您快教教我，她怎么不搭理我啊！"我说："您先别着急，您回家用我告诉您的方法试试看。"说完我告知她正确的做法让她回家练习。（"用强化物来吸引小玉，当她过来的时候便立刻把强化物给她强化，开始时目标不要订得太高，她不看您也不要强迫，只要她过来找您，您就要立刻强化，一定要有耐心。"）经过了两周多时间，小玉妈妈高兴地跟我说："她看我了，老师，她看我了。"就这样一个眼神能让一位母亲高兴成这样，这是一个多么奢侈的期望啊！感慨的同时我也非常开心。不仅如此，小玉在课上眼神对视每次可增加到 1 分多钟，并且对自己的名字也有了反应，只要叫到小玉，她的小眼睛就会盯着你看。小玉妈妈特别兴奋地连声感谢。我也超级欣慰。

有了眼神的对视，强化物和老师配对之后，我便开始训练小玉的模仿能力：大动作模仿，如拍手、拍肚子和简单的发音（"a""m""b"）。先练习拍手，因为小玉尚无模仿能力，所以需要上手全辅助（全肢体辅助）：叫名字吸引眼神对视→发出"这样做"的指令，我做出拍手动作→手把手辅助她拍手→立刻给予强化物。在经过一个多星期的时间后，小玉已经可以独立完成模仿拍手动作。同样的方法我也教给小玉的妈妈，希望家长可以积极和老师配合，让小玉有更快、更好的进步。

现在的状况是，经过了 2 个多月的训练，听到上课铃声，妈妈将小玉领到教室门口后，她都会主动进教室，甚至有时候没上课自己就主动跑进教室。而小玉也会主动看我，见到我的时候也很开心地拉着我的手。下课后还会依依不舍地看着我冲我摆手，情感建立得很好了。现在小玉对我发出的简单指令如指鼻子、拍手会做出正确的反应。不光如此，小玉现在开始开口说话了，跟我学习仿说先从单个字母（"a""b""o""m"……）开始。我先拿出她喜欢的套杯，不按套路出牌（正常地搭起来），而是把它放在嘴上说："a——"。顿时小玉也很好奇，她也拿着套杯放在嘴上但是发不出 a——的声音。我便立刻拿出"蘑菇力"饼干（强化物）给她，以强化她的行为。之后她也觉得好玩，这样一节课经过几个回合的练习，不到3天小玉就会发"啊"的音了。小玉的妈妈高兴坏了，连声说一定得好好谢谢老师。通过这样的练习，小玉的发音越来越多甚至可以仿说词组了。慢慢地我又开始加入互动语言，如"你好""再见""你要吃吗？"一些一问一答的简单训练。小玉现在自言自语的行为也在日益减少，会对向她打招呼的人做出简单的回应，还会有一定的目光追视。看到小玉的进步，不光是她的家人感到高兴，我更是感到欣慰。

在特殊教育的领域里，不仅需要教师和专家的参与，更需要家长的参与，每一方发挥各自的教育优势和特点，在实施训练过程中达成一致，及时交流，才能促进儿童的发展进步。

目前，我国对孤独症的研究还尚未成熟，这一领域还有很大发展空间和实践价值。身为特教老师，不仅要正确看待孤独症，更要锲而不舍，尽职尽责，拿出十二分的爱心、恒心、耐心、关心，尽最大的努力来帮助他们更好地、更早地适应社会，适应变化中的环境。

点评

文章开头简而得当——通过简短的描述使读者充分了解到儿童的基本情况及是否有家族病史。

文章中介绍整个训练程序层次清晰了然：首先，简单了解儿童情况、与儿童建立关系并观察儿童各项能力指标及找出强化物；其次，明确当下最首要的训练项目是注意力的训练；最后，儿童经过训练达到有短暂注意力效果从而开展新的项目。

文章总体给人感觉清晰明了，教师对儿童既有耐心又有恒心，教师针对儿童当下的行为反应整合各种适合儿童的训练形式，值得每一位特殊教育从业人员学习。

22. 大白的发音之路

2016 年 4 月的一个星期一，我刚刚结束了清明节小长假，要从慵懒的假期综合征中缓解自己，并迅速地投入到工作中。看过课表后我知道自己要面对一个新的小朋友，希望他是一个有颜值并且能力不错的孩子。教室的门被推开了，一个微胖、白白、帅帅的小男生在妈妈的带领下走了进来。"嗯，有颜值。"我心里暗喜，但是接下来通过跟家长的沟通了解后，我感到压力剧增。家长告知我，大白在一个语言矫正机构训练了近半年，但是发音问题仍旧没有得到解决；通过机构训练认知能力有所提升，但是刻板和情绪问题也随之而来。大白的妈妈伴随着哽咽的语调叙述她现在的困惑。我能感觉到她的焦虑与担心。她担心大白的语言一直出不来，担心大白的行为问题越来越多。我对她安慰了一番，告知她调节好心情，我们一起努力，毕竟家长越焦虑对孩子的进步越不利。

与家长沟通过后，我开始接触大白。起初大白由于对新环境的不适应，对这里很排斥。在刚给他上课时他不是很配合，并用手来推我，不让我靠近他。在这种情况下，我就要努力地寻找各种机会去接近他，和他接触。首先，我要做的是去了解大白，了解他喜欢做什么事情，喜欢玩什么，喜欢的玩具有哪些等。其次，在上课之前把他所感兴趣的玩具准备好，让他玩，然后锁定他正在玩的玩具，用我们自己的肢体、语言或表情展现出对这玩具的兴趣（玩具的乐趣），并且当他做对时要很高兴地给予表扬或称赞。最后，我慢慢地加入，和他一起玩，逐渐地让他接纳我。就这样，经过一周的时间，大白不再像刚开始那样排斥我了，慢慢地也接纳了我。

在大白接纳了我以后，通过简单的互动和家长沟通了解到大白听力没有问题，声带也没有问题。我对他的口肌进行了进一步的评估：口部力量特别弱，舌部几乎无力。但是有一点值得我开心的是，大白很喜欢看我的面部表情，并且社会强化对他很重要，于是我针对他的口部展开了干预——口部运动治疗：

1. 口部触觉训练

由于大白口部运动功能异常，所以他出现了构音障碍和语言障碍。我了解到大白曾经的发音训练是被绑在餐椅上并被语训老师强行使用压舌板等构音工具进行被动发音，对其幼小的心灵造成了阴影，从而使其口部按摩很难进行。

在接下来的 3 周时间里我对大白的口部触觉进行训练，由于大白对辅助工具存在排斥，故而选择玩具治疗。

我将喇叭、哨子、牧笛、汽笛、口琴、气球等能吹的玩具呈现给大白，大白选择了喇叭和气球，一副爱不释手的样子，看得出他很喜欢这两样玩具。起初，我只教给大白吹喇叭，我先示范吹喇叭的口部动作，大白拿起喇叭有模有样地学着。此时的目标是只要有气送出，就立即给予强化。慢慢地增加要求，我接着示范吹喇叭，并将喇叭吹出了一点点声音，大白发现喇叭可以吹出声音后表现得很兴奋，并主动要吹喇叭。但是他第一次并没有吹出声音，反复练习几次之后，大白终于可以将喇叭吹出一点点声音，我立即给予他一个大大的强化。当大白发现自己终于将喇叭吹出声音时特别兴奋，他不断地吹手中的喇叭，并且喇叭的声音一次比一次大。我和大白都兴奋不已。

大白在掌握了吹喇叭并体会了其中的乐趣之后，我准备让他练习吹气球，我将气球吹大并迅速变小，不断地吸引大白的注意力以及让他对这个项目感兴趣。几次之后我突然不吹了，观察大白的反应。只见大白拿起气球并将气球递给我，嘴里"啊、啊"的意思是让我接着吹。而这次，我将大白的手放在了气球上，让他感受气球变大变小。显然，大白对吹气球越来越感兴趣，最后，我将气球尝试放到大白嘴里让他吹。开始大白只是将气球吹到其本身的大小，我就立即给予鼓励及表扬。慢慢地气球被大白吹得比原来大了一点，我表情夸张并给予了带拥抱的社会性强化。

每天大白不光在学校里与我练习玩吹玩具这些游戏，家长也在家庭中泛化着玩这些游戏。3周时间过去了，大白不光喇叭吹得很响，而且吹气球的时间从1秒也增加到了5秒，气球能吹到成人拳头大小。

通过练习吹玩具不但提高了大白的呼吸能力，而且还增强了他的口部结构（下颌、唇、舌）的感知觉、肌力、运动能力和控制能力，以及彼此之间的协调能力。

2. 下颌运动训练

3周时间的口部触觉训练，为接下来的舌部、下颌以及唇部训练打下了很好的基础。

由于大白存在心理阴影，以至于我和家长都不能去触碰他的下颌，但是他自己的手可以触碰，于是我就利用大动作模仿让其模仿我的动作从而活动下颌。但是毕竟儿童年龄尚小，手部力量较弱以至于达不到训练效果。几经思考之后，我决定尝试用我的手去辅助他的手，而不是直接触碰他的下颌。几次试探之后，我发现大白并没有拒绝我触碰他的手活动他的下颌，方法奏效。

首先，我辅助大白将拇指置于下巴尖处，其余四指置于颞颌关节上，让他的下颌做上下运动（辅助的同时我的口部也做相应的动作），让他的手指感觉并体会下颌运动时颞颌关节打开、关闭的情况。

其次，我辅助大白将手掌置于下颌，手掌根部放在下巴上，手指指尖置于颞颌关节处，下颌上下运动，让他感受下颌运动时关节打开、关闭的情况。

通过3周对大白下颌的辅助训练，大白的下颌自主控制能力明显加强。因为这 3 周都是我将手放在大白的手上进行辅助训练的，所以接下来的训练是需要我用手给他的下颌做按摩训练。我像平常下颌运动训练一样辅助他的手，但是这次我的指尖轻轻地试探性地触摸了他的下颌，他居然没有情绪激动，我立即给予鼓励和强化。然后通过游戏我的手直接触摸他的下颌，他仍没有情绪激动，强化他让我触摸的行为。

同时，我将口部运动治疗的方法也交给了大白妈妈，起初大白妈妈的反馈也是大白不允许家长触碰他的下颌，但是经过 3 周在学校的脱敏之后，大白妈妈在家中尝试给大白做下颌训练，大白竟欣然接受，大白妈妈很是感激且欣慰。

后续，将针对大白的下颌做进一步训练，依据下颌的训练情况开展唇部及舌部的后续运动训练，根据训练成果进行个案更新。

点评

教师针对儿童的语言、发音方面的基本情况进行介绍。交流中教师看出大白妈妈的焦虑，安抚家长，并告知家长的情绪会直接影响到儿童的发展，要以平常心去对待。训练初期教师先与儿童建立关系并观察儿童各项能力指标及确定强化物，然后明确当下的首要训练项目是口部训练。在口部训练中，教师思路清晰，把口部训练主要分为口部触觉训练和下颌运动训练。在训练过程中，教师针对口部出气这一行为进行练习并得到成功，对儿童不喜欢别人碰其下颌这一行为进行脱敏并把方法告知家长在家练习，最后儿童经过训练达到一定的效果，之后开展新的口部训练项目。

教师针对口部训练这一行为量身制订了训练计划，思路清晰明确。教师设身处地地站在儿童的角度，从儿童出发，教师的爱心和恒心值得大家学习借鉴。

23. 音乐是开启孩子智慧的钥匙

　　小杰，男孩，5岁半。2016年3月8日，我见到来中心入学的小杰。当时咨询室的潘老师让一位负责老师带小杰去班上试课，看看他在课堂上的表现。没想到他因为在班上闹情绪发脾气，又被老师领回了咨询室。在咨询室小杰唱了一首《小星星》，我听后说："这个孩子唱歌声音很好，还不跑调。"这时潘老师说："张老师，您是教音乐的，我看就您带这个孩子吧！"我当即答应下来。

　　我接下这个孩子后，准备用音乐走进他的内心，和他彼此建立情感。我从行为习惯入手，建立了课堂常规，要遵守的规则。3月15日我第一次带小杰上音乐个训课，他冲上前就拿乐器，被我及时制止住。他又哭又喊，脾气非常大，我蹲下和他沟通，安抚他的情绪，平复他的心情，等他平静下来后，告诉他要站在我贴在教室中间的红色圆点上，和老师用歌声问好。他在老师的鼓励和要求下，自己站在了红色的圆点上，这时我即兴为他说了一小段快板："我叫某某某，是个男同学，从小讲礼貌，大家夸我好。"我打着竹板，他认真地听着。我又背上手风琴，边拉边唱："小杰你真棒，小杰你真棒，拍着小手把歌唱，把呀把歌唱。"他晃动着脑袋看着我，好像明白了我唱的内容。我靠近小杰告诉他，上课向老师问好是礼貌，今后每次上课都要这样做。他看着我没有回答。我又问了一句，他回答："可以。"我说："你明白了老师的话，真棒！"我让他看着我，按我的要求拍了3下手，伸出拇指喊出："耶。"他模仿着做。现在每节课我都会用这样的方法重复这些内容。

　　我用琴和小杰沟通着，了解他喜欢的音乐内容。他看我拉着手风琴，不停地拍着小手，高兴地蹦跳着，突然他说："我想听《小苹果》。"我马上用琴拉出《小苹果》，他的脸上马上露出兴奋的表情。一曲终了，他说："我还要听。"我马上回应："好啊。"我放下琴，播放《小苹果》的音乐，拉着他的手尽情地跳着。他沉浸在音乐中。我顺势教他踩步和做肢体动作，他似看非看地跟着模仿，两节课后汗流浃背。原计划的3节课上了两节课，小杰的体力就不行了。所以我就把小杰的音乐课从3节改为两节了。下课时我和他唱《再见歌》，击掌后他高兴地跑出教室。

　　几次训练后，小杰有了明显的进步。他也能按老师的要求作出反应。每次上课我们都要用英语或俄语唱《小星星》。更有意思的是，他还会将字母的顺序反过来唱，唱完我都会伸出大拇指和他对碰表扬他。

　　在音乐的训练中，我发现小杰是一个很有想象力的孩子。有一次上课，他趴在地上，我问他："你为什么趴下？"他迟疑了一会回答说："蜗牛。"他还让我把一个非洲鼓放在他的屁股上，他靠双臂的力量向前爬行。我问他："你的腿怎么不动呀？"他马上回答："蜗牛没有腿。"哦，这时我才真正明白，我唱着："蜗牛背着重重的壳呀，一步一步地往上爬。"他就高兴地表演着不愿起来。玩了一会，我把他叫了起来，他又高兴地骑在我的腿上。我又即兴唱了起来："大马大马告诉我，里格里格嘞，为什么跑得这样慢？里格里格嘞，因为我呀没穿鞋，里格里格嘞，跑起路来就是慢，里格里格嘞。"他跟我学着，唱着，开心着。

在课堂上，他还喜欢用纸和笔写写画画。他喜欢歌曲《小星星》，我拉着琴或听着音乐，把英语字母和俄语字母写下来，而且写的大部分是镂空的字体。当他听到"世上只有妈妈好"时，他画出了爸爸妈妈和小杰。听到"春天到"，他根据歌词所唱内容，在纸上画出春夏秋冬的简笔图画，并用拼音注明。更有意思的是，他能在背景音乐下，自己打出格来再写出乘法口诀表。他一边写我一边和他互动，他也出题考我。当我说错时，他及时给我纠正并告诉我正确答案。课后我才知道他全是自学的。他还知道圆周率、分数概念等，喜欢各种图形。他能把正方形对角画一条线就变成三角形。他还告诉我，把它们分成两个三角形就是 1/2 了。在画写字母时，我给他的音乐全是 2 拍或 4 拍的。如果出现 3 拍他会马上叫停，他对音乐真敏感呢。

6 月 15 日美国的音乐治疗师来中心听了小杰的一节课。在课上他很兴奋，能在老师的提示下和客人打招呼。给客人唱歌时他摇着小手，晃动着身体，高兴地用英文唱着。唱完后，我又鼓励他再为客人演唱一首《我的好妈妈》时，他的精力有些不集中，时唱时停。我便拉琴唱前半句，让他接后半句时，他迟疑一下才接上。当我换播一首歌曲时，美国音乐治疗师在纸上画了一棵树，小杰就接着画树冠，还在树上画了苹果。当歌中唱到小鸟时，美国音乐治疗师用英语提示还有小鸟时，小杰竟然也用英语说出单词，并画上小鸟。他用英语和治疗师沟通着，脸上总是洋溢着笑容。

音乐是孩子生活中不可缺少的内容之一，让孩子们在音乐中学会生活，感受快乐，树立自信，开启心智。作为老师的我，面对每一个有特殊需求的孩子，要认真读懂他们，亲近他们，了解他们的需求，选择适合他们的教学内容和教学方法，对他们进行帮助。只要内容适合，方法得当，每一个孩子都会有进步。

经过 3 个月的训练，小杰早就能和其他小朋友一起上集体课了。看到孩子的进步，家长、老师都很高兴。我们用专业服务于每一个孩子，面对这些有问题的孩子，更需要我们去尊重，去接纳，去包容，去改变，为了孩子的明天，我们会继续努力！

点评

音乐是不分国界的，音乐可以缩短人与人之间的距离，音乐也可以改变孤独症儿童和他人之间的距离！文中的小杰从开始拒绝和老师打招呼，到不拒绝老师，而且和老师建立良好的关系，这就是音乐的力量！在此我们读者一定能感受到抓住孩子的兴趣是多么重要！

音乐是开启孩子智慧的钥匙。作者用音乐同时也是用爱心构建起孩子的热情，让孩子在愉快的音乐中学习，在音乐中适应环境，在音乐中提升！我们相信，小杰的音乐道路会越走越长，在孤独症康复道路上会越走越短！

24. 你的眼里只有我

你可能知道，被扣上"孤独症"帽子的孩子，他们大多有一个特征，就是不爱和他人交往，当然也不屑于多看他人一眼。今天我说的这个小宝贝——小微，眼里真的就有了我。可是，为什么你的眼里只有我？

小微，2岁8个月，小男孩，平时一般由阿姨看护。2016年4月入园时只会发声"妈妈"，没有其他语言。我和妈妈谈过后，妈妈意识到肩上的重任，开始陪宝贝。小微除了对一些食物和旋转发光的物品感兴趣，其他都不感兴趣，更不会对人感兴趣了。他的眼里仿佛就没有人。比如，给他一辆小汽车，他拿在手里，只用手转它的轮子，不停地转，不停地看，如果不拿走，他就一直看下去。我给他一个小汽车，他马上让小汽车倒过来，握到手里转轮子。我给他一个闪光球，球亮了以后他就一边看一边笑，不亮了便松手，拿走了便"妈妈，妈妈"地哼叫。他也喜欢跑来跑去，没有危险意识。听妈妈说，小微在幼儿园里，小朋友一起和老师学做操时，他不模仿，而是站在那里东张西望，就是不看老师，更不会动胳膊腿，还可能一会儿就跑开了，只好有一个老师专门拉着他。幼儿园老师会经常找家长诉苦，妈妈更焦虑了。

面对小微这种情况，尤其是眼里没有人，没有妈妈，也没有我，开始的几天我使出浑身解数，用他最爱吃的薯片和他套近乎、拉关系。尽管我的薯片每次都从眼前出示，可是他眼里只有薯片。我猜测可能是由于他的兴趣太狭窄，并且只有手中的物品或食物才能给他安全的感觉。我仔细观察，当他手里没有任何东西时，有时他的小脚不停地晃动，而他的眼睛一直盯着自己的小脚。那天我试着把我的脚靠近他的脚，也晃动起来。起初他没注意，我增加晃动的速度，他终于看我的脚一眼，万幸！然后他就不晃动了。我们的第一次"友好互动"结束了。第2天上课，当他晃动小脚时，我马上跟随，而且和他的速度一致，他终于又看了我的脚，继续晃动起来，我也笑着望着他。第3天我们继续脚部互动，他没有动时我也会晃动，他动时我晃得更夸张。啊，他终于看我啦！这是第一次在没有薯片的情况下他能瞧我一眼。我不失时机地拿出大薯片送到他嘴里。我充满希望：小微，我们一起玩吧，你会喜欢上我的！第4天上课时，我首先饶有兴趣地晃动起脚，他看看我的脚，也开始晃起来，他试图变快，我也变快，他终于笑嘻嘻地看着我，我们终于愉悦地用眼神交流了一下。3天后，我又拿来他比较喜欢的形状箱，我们终于可以一起玩玩具了。偶尔我晃动一下脚，他开始跟随我，而且还看着我，于是我顺势做了一个模仿拍手，并发指令"这样做"，他竟然也拍手了。

我们的模仿学习就从那天正式开始了。我们的眼神交流也从那天起渐渐增多了。起初我们还是从晃动一下脚开始，玩得不亦乐乎时再让他模仿一下"抬腿"，我辅助他抬起腿，然后又做他感兴趣的晃脚，再穿插一下模仿"抬腿"，当天就能愉快地做几次了。有了简单的模仿，我们的关系渐渐拉近了。

模仿是一种重要的学习能力，我决定先让小微建立初步的模仿意识。为了增加小微感兴趣的东西，起初我拿来大量的物品，让小微选择他喜欢的东西，也就是从他喜欢的物品和食物入手，先满足他。他选择看动物卡片，并且要听我给卡片命名。渐渐地我在中间夹入了一些交通工具卡片试一试，他没有拒绝。他坐在椅子上，看得很安静。这时我不再做晃动脚的动作，而是模仿举手，模仿敲敲桌子，他模仿成功后我马上给他一块大大的薯片。就这样他渐渐学会了8个动作模仿，有了一点模仿意识，我便又增加了5个物品操作模仿，模仿搭积木、敲琴键、用勺子吃饭、开车（而不是转轮子）等。小家伙学起来真快。那小眼睛可以盯着我看三四秒呢。又过了几天，我尝试做一些口部模仿，比如圆唇、咧唇。几天以后他看卡片的时间长了，安静的时间增加了，吃薯片的次数多了。这时他也得到一些满足，有时吃薯片时会看一眼我，我马上也做出吃薯片的样子，吧唧嘴，并且发出"吧吧"的声音。偶尔他会忘记了吃，而眼巴巴看着我，并微笑着，他心里可能会想："我在吃薯片，还有人配合，和我的嘴巴一样在动。"小微终于对我有一些关注了，关注的次数多了，关注的时间也渐渐长了，我便做仿说"啊"的指令，他很配合也张大嘴巴，发出"啊"的音，我马上给予强化，并给他举个高高，他好开心呀。又过了一段时间，小微在看动物卡片时，其中穿插的交通工具卡片，也引起了他的兴趣。和小微渐渐熟悉后，我在给他看交通工具卡片时，突然加快速度，一张一张很快闪过去，他呵呵笑起来，而我又突然停下来，他直接就和我对视，仿佛在说："快读呀！"我便马上接着读。就这样，小微和我的对视越来越多，也经常会主动和我对视了，也喜欢老师了。我们一起搭积木，一起搓橡皮泥，还一起开小汽车，一起喂小青蛙吃"小飞虫"……偶尔我会把小玩具紧紧地握在手里，他拿呀拿呀拿不动，只好瞄我一眼，当然看我一眼我也就妥协了，乖乖地给他。我当然也不会总制造这样的麻烦，我可不想激怒我的小宝贝哟。我们也会哈哈大笑，我偶尔也会假装生气，他疑惑地看着我不知怎么回事，但是他愣住的表情让你忍俊不禁，我强忍住告诉他："老师生气了。"我想他渐渐会明白什么是"生气"的。

当然，小微喜欢的东西增多了，模仿意识提高了，能有一些简单的发音，在听音反应、视觉任务等方面也有不同的改善。2个月后的一天，快要下课时，妈妈在门口张望，听到我唱的《再见歌》。一推门我看到妈妈眼里竟然闪着泪花，我以为发生什么事了，没敢问。她却说："孩子的进步没有感动我，我感动的竟是您唱的一首《再见歌》。"也许是其中的一句歌词"Goodbye，记得我"那饱含真情的语言感染到了妈妈。或许，老师用心去做了，孩子能感受到，妈妈也能感受到吧！

最近，小微一到中心就先到个训教室找我，打完招呼就笑着跑掉了，然后经常在下课的间歇时间跑过来看看我，笑一笑，然后再去找妈妈。她上课时经常一直看着我，好像在等待我的"命令"。下课时说完再见还要亲亲我。可是，小微的眼里只有我，对他人的关注有一些，但还是很少，在幼儿园里还不能关注其他小朋友。有时候我觉得自己做得不够，至少泛化不成功。我希望有一天他也能多看一看其他老师，多看一看其他小朋友。或许假以时日小微就能喜欢你，喜欢很多人，不信你来看看我们的小微，他的眼里除了有我一定还会有你！

点评

　　在本案例中老师根据孩子的实际情况，有针对性地进行教学训练，通过教学和训练与孩子建立了感情。孩子在老师的身边有了安全感，孩子就愿意和老师待在一起。老师为了小微，准备了大量的教学材料和小微感兴趣的东西。从小微喜欢的物品和食物入手，和孩子进行着互动的教学训练，这起到了很好的作用。观察孩子、了解孩子、尊重孩子、帮助孩子是特殊教育工作者的责任，不管孩子的问题有多重，他们都是特殊教育老师心中的那颗闪亮的小星星！

25. 如何让小朋友爱上"宝箱"

元元是个 3 岁的男孩，于 2016 年 5 月进入中心学习。初见元元是在中心的走廊里，妈妈拉着元元的手走向教室。那时的元元很安静，皮肤白皙，又黑又圆的眼睛很是让人喜爱。元元在妈妈的陪伴下安静地走到了教室门口，我与元元打招呼，他会躲避我的眼神，眼睛看向别的方向。和妈妈简单沟通之后，我就带元元进教室了。哪知当我拉着他的手进入教室的那一刻，他看到妈妈站在门口看着他，并没有要一起进教室的意思。那个安静的小朋友，一下子就哭了起来，一边哭一边向着门口的妈妈跑去。我一边示意妈妈离开，一边拉元元坐在椅子上，显然椅子并没有给他带来安全感，他依然在哭，而且哭得撕心裂肺。

哭我是不怕的，因为我有法宝，那就是我身后的那个盒子——"宝箱"。每次在接一个新孩子之前，我都把自己储备的所有宝物都拿出来放到箱子里。现在我的"宝箱"里已经有很多的宝物了，有不同款式的小汽车，有五颜六色的橡皮泥，有形状百变的积木，还有各种各样的玩具，如照相机、小电话、布质水果、套圈圈的游戏机。为了迎接元元的到来，我早就把"宝箱"放到了教室里面。

试问我的"宝箱"里到底哪些是元元喜爱的宝物呢？那就让我们看一看元元的探宝之旅吧。

我首先把小汽车拿出来，并在桌子上煞有介事地开着。我希望小汽车能立马吸引元元的注意，可是元元太专注于哭了，根本就没把我的小汽车放在眼里。这个宝物不喜欢，没关系，我又伸手拿出来了积木，并在桌上搭起了大高楼，元元看了一眼，没有理睬，依然继续自顾自地大哭。我拿起照相机照相，他不感兴趣。我拿出泡泡瓶吹出大大小小的泡泡，元元伸手抓了一个，看看门，又开始了自己的哭泣事业。我继续往外拿着自己的宝物，虽然到目前为止我的诸多宝物都没有吸引到元元，但是我相信总会找到属于元元的专有宝物的。故事书不喜欢，皮球不感兴趣，小动物模型不想要……随着一件件宝物的闪亮出场又很快地黯然退场，我的"宝箱"也逐渐见底了。我还真的有些着急了，难道真的没有能够吸引元元的宝物吗？我回头一看，有一个玩具蜗牛放在箱子的一角，不管是否能被元元选中，都要试一试。我把蜗牛拿到元元的面前，在它面前爬呀爬。元元不为所动。蜗牛身上还有播放音乐的按钮，我按了下按钮，一首《数鸭子》的儿歌放了出来，一直萦绕于耳旁的哭声戛然而止。我心中一喜，原来你喜欢这个呀！我把蜗牛放在我的腿上，元元脸上挂着眼泪，小眼睛直勾勾地盯着小蜗牛，认真地看着蜗牛听着歌，那场面真是有趣！

就这样，元元带着眼泪安安静静地把《数鸭子》听完了。我又按动音乐键，另外一首儿歌跑了出来。但同样是儿歌，第二首儿歌就没得到元元的青睐，他刚刚止住的眼泪与哭声又开始了。我连忙把音乐又调回《数鸭子》，就如开关一样，元元的眼泪与哭声立马就收住了。就这样在开开停停中，我逐渐了解了元元喜欢与不喜欢的音乐。

教室里渐渐地没有了哭声，取而代之的是一首首儿歌的音乐，在音乐的伴随声中，第一次的课程就结束了。

课程结束后，在与妈妈的沟通过程中，妈妈证实了元元对音乐的喜欢。据妈妈说，在家中，只要能听到音乐，元元无论在做什么都会停下来，即使是在哭，也会马上停下来。但是妈妈觉得，因为他是如此喜欢音乐，喜欢得有点极端，所以妈妈不想一直给他音乐听。我了解了妈妈的顾虑，就和妈妈沟通说："元元喜欢音乐，而且音乐可以当做一个恰当的爱好来培养，因为我们大人有时也需要听听音乐放松下自己。我们可以把音乐作为辅助元元适应教室的工具，这样就把音乐与教室和老师做了一个愉快的联结。"我继续说到："这个联结就是让元元觉得一进到教室，见到那个老师就有自己喜欢的音乐，所以进教室也是个不错的事情，我想进教室。"妈妈听到我的解释后，也很赞同。我还向妈妈询问了其他的元元感兴趣的物品，并让她在下节课时带过来。

第二次来的时候，元元依然还会哭，但是我早已做了充足的准备，我又找了许多带音乐的玩具。刚进教室时，我拿出音乐蜗牛，放着《数鸭子》的儿歌，当我的手碰到音乐的开关，元元控制哭的开关也关上了。他很快地平静了下来，我和他在音乐的陪伴下，一起玩拼图，一起玩各种玩具。在这个过程中，我会时不时地换一换音乐，关掉音乐蜗牛，打开音乐鼓，关掉音乐鼓，弹弹音乐琴，虽然音乐不断，但是音乐的种类在不断变换。在遇到不喜欢的音乐时，元元会过来拉我的手去打开音乐蜗牛。就这样我们又在一起度过了一节愉快的课程。

这节课我不仅发现了不同的音乐对元元的强化效能，也发现了其他的吸引元元的宝物，比如数字拼板与卡片。元元非常喜欢老师给他读卡片。

第三次课时，我依然借助音乐的力量先平复元元的情绪，之后我会逐渐减小音乐播放的音量，把音量降低一格，等元元适应后，我再降低一格音量。就这样慢慢地，音乐还在继续，但那个音量却越来越小。元元的情绪依然很平静。这又是一个不错的进步，不是吗？

一周后，音乐被调到了最后一格音量。在一个恰当的时机，我把音乐关掉了。哈！元元居然也能接受。我依次把后来找到的其他强化物如拼板或是小电话玩具给他玩。但我仍然不敢放松，时刻注意他的情绪，在觉察到他不耐烦或是想站起来之前，我就把音乐打开，他很快又恢复了平静。

随着课程的继续，元元由一开始的能够适应关掉1分钟的音乐到关掉2分钟、5分钟、10分钟……终于在第二周快结束时，元元适应了没有音乐播放的教室与老师了。因为他知道，在老师那里不仅只有音乐还有各种自己喜欢的玩具。

虽然元元能够适应教室与老师，也无须一直在课上播放音乐，但是因为音乐对元元有强大的吸引力，所以音乐依然会作为一个效能很强的强化物继续采用。这么好用的强化物肯定是要好好利用的，绝对不能放弃。

随着元元对教学环境与老师的适应，元元的教学课程也正式开始了。

在我们初接触一个孩子时，首先需要做的就是与孩子建立亲密与愉快的关系，这种关系是让小朋友很喜欢来找我们上课。只有喜欢和我们在一起，我们才能把他们需要的技能顺利地教给他们。这可能会是一个比较长的过程，可能需要1周、2周、3周，甚至是1个月，但花费这些时间都是值得的。

有的老师总是急于想教给孩子一些东西，恨不得第一次课就要带孩子做项目。虽然这是很负责的表现，但是教育也需要技巧，如果没有亲密与愉快的关系基础，即使孩子会跟着我们做项目也是带着情绪的。一看到老师就要做任务，就要做各种练习，试想他们会兴高采烈地来找你上课吗？答案是否定的。

若想让小朋友喜欢教室、喜欢我们，满满的"宝箱"是一定要有的。让小朋友探索我们"宝箱"的秘密，发现"宝箱"里的宝物，只要他爱上了"宝箱"，他就会爱上你。如果他爱上你会怎么样呢？当然是很乐意跟你玩耍，跟你学习了。

现在还在等什么，去好好地储备自己的"宝箱"吧！让小朋友爱上"宝箱"、爱上教室、爱上你。

点评

在元元离开妈妈后，有了哭闹的行为，老师发现元元喜欢音乐，用音乐来转移注意，改变元元离开妈妈、进入新环境的哭闹行为。通过音乐强化元元不哭的行为，得到了元元离开妈妈、进入教室后不哭的新行为。随着新行为的建立，老师将音乐的声音从大声逐渐减小，到最后关掉，使音乐这个强化物渐渐消除，将其他强化物带入到教学中，也将音乐的强化效能运用到其他项目的教学中。

26. 乱动的小真

2015 年 12 月 7 日，一个活泼可爱的男孩走进了我的课堂。见到我时他用清脆的声音介绍了自己："你好，我叫小真，我今年 5 岁了，我是个帅气的小王子，很高兴见到你。"但是在他介绍自己的时候，他的眼睛左顾右盼，身体动来动去，仿佛身上有千百只虫子在痒他。于是我给了他一个小小的建议："小真，如果你在说话的时候，可以看着对方的眼睛并且能保持身体不动，我认为对方一定会觉得你很尊重他。"于是，他看着我的眼睛，控制着他蠢蠢欲动的身体答道："好的，老师，谢谢你的建议。"

这是我与小真的第一节课。小真 2009 年 12 月出生，被确诊为阿斯伯格综合征（AS），同时伴有多动。因为多动的问题，妈妈一直给他用药物控制。通过一段时间的观察，我了解到小真的智力超常，特别喜欢跟电子相关的事。他会持续地跟你一起做与电子相关的事。在游戏输掉后，他会号啕大哭，会和你说"我要把你脑子里的程序重做……"之类的话语。如果玩游戏玩得高兴时，他会控制不住自己的情绪，表现得过于兴奋，比如跑、跳、转圈。他坐的时候会乱动，站的时候会乱动，走的时候身体会贴着墙，手指会从墙上划过。他的注意力不集中，交谈、学习的时候往往会走神。他的生活自理能力很糟糕，提裤子真的只是提裤子，裤子有时会一边高、一边低，裤线有时会偏到一旁去，衣服有时一边在裤子里，一边在裤子外。做穿珠子、穿鞋带等活动对他来说很困难，仿佛他的手不是他自己的。他带来的吃的，你绝对不能吃，他可以将这些吃的飞快地塞到嘴里吃掉。一个老师因为喜欢他，逗他拿了他的零食，于是，他就把脚印清楚地印到了那个老师的裤子上。同时，教室里回荡着他的号啕声，夹杂着一些不适当的言语，如："我要把你的手拿掉，那样我就可以拿回我的零食了。"种种"辉煌"事件，搞得大人们无所适从。

在和小真一起学习的这 7 个月中，我针对他的问题主要采用了 ABC（前因 - 行为 - 结果）行为分析法和代币制度。控制前提，从而改变行为，当得到目标行为时，立即给予代币奖励。

小真每次坐到椅子上时，他的身体便开始左扭扭、右动动。一会儿一只腿放到屁股下面坐着，一会儿双腿又跪到椅子上，一会儿坐着时翘起了椅子后面的腿，"咚"的一声后小真坐到了地上，他笑眯眯地看着我，说："嘿嘿，没坐好。"

于是，我将"坐"这个词对小真做了更严谨的定义。我和小真说："请将你的屁股粘到椅子上，小手粘到大腿上，后背粘到椅背上，双脚的脚尖和脚跟都要粘到地面上，椅子的腿都不能离开地面，你的身体要像树干一样笔直，不能动。"按照这个定义，我们开始了第一次的练习。我让他先坐 10 个数，如果 10 个数数完后，他可以得到一个小贴画。集满 5 个小贴画可以换一个他喜欢的零食。这次小真按照我的要求，坐到椅子上，嘴里数着："1、2、3……8、9、10。"数到 10 后，他高兴地说："老师，我按照你的要求坐好了，没有动，我的屁股没有离开椅子，后背也没有离开椅背，小脚紧贴在地面上，可以得到小贴画了。"我拿出了一个准备好的小贴画，让小真自己贴到了事先准备好的代币表格中。

第 2 次和第 3 次，我将小真坐椅子的时间分别延长到 15、25 个数。他依然完成得很棒，真的按照我们事先约定好的要求安坐了。算上他一开始得到的小贴画一共集了 3 个了，这时我给了他一些鼓励："小真，你看你好棒啊，你已经得到 3 个小贴画了，再得到 2 个小贴画，你就可以换到你喜欢吃的零食了，加油啊！"

小真也很高兴，和我说："老师，这次我能坐 50 个数。"我做出惊讶的表情说："哇！你可以这么厉害啊，那这次我们一起坐好，边安坐边读故事好吗？"他听完我的提议特别开心，边拍手边告诉我，他很喜欢看书。于是我让他选了一本自己喜欢的书读，边读边注意自己的坐姿。我将安坐要求稍稍改动了一下，他的双手可以不用粘到腿上，用双手来翻书，拿着打开的书。后背不用靠着椅背，胸离桌子一拳远，身子依然不能乱动，屁股粘在椅子上，双脚的脚尖和脚跟都要粘到地面上，椅子的腿都不能离开地面。

伴着小真银铃般悦耳的朗读声，我按下了计时器，5 秒、10 秒、20 秒……1 分钟了。小真依然按照我的要求坐姿很标准。我兴奋地说："小真，你已经按照要求做了 1 分钟了，你这么牛气啊！我要奖励你一个小贴画！"小真高兴地拿过小贴画，仔细地贴到了代币表格里，和我说："老师，你看我就差一个就能集满 5 个小贴画了。"

"来，你继续读故事。"我趁热打铁地说到，但是没有提醒他注意自己的坐姿，我相信他可以坐得很标准。小真依然按照我定的标准安坐读故事。计时器又开始从 1 秒滴答滴答地走着。1 分 30 秒的时候，我打断了在认真读故事的小真，并拿出了最后一个小贴画给了他，"小真，你刚才读了 1 分半钟，因为你的胸离桌子一拳远，身子和一棵大树一样没有动，小脚也紧紧地粘在地面上，所以你可以得到一个小贴画，好棒啊！"小真乐得眯起了小眼睛，拿过贴画贴到了最后一个格子中。他拿起集满了 5 个小贴画的代币表格递给了我："老师，我能换那条山楂片吗？""当然可以啊。"我一手接过了他递过来的代币表，一边给了他一条山楂片。小真津津有味地吃了起来。

第一次的安坐训练就这样顺利结束了。

我将这个安坐的规则交给了妈妈，并让妈妈严格地按照这个标准去监督他，并加以奖励。如果他忘记坐好时，我和妈妈约定，正向地引导他，做示范。之后的一段时间，我和妈妈都严格按照制定的规则对小真进行安坐训练，但我们会变换不同的形式，在小真画画时，在小真写作业时，在小真看电视时，甚至在我们玩一些坐着的游戏时，有时我们会比赛看谁坐得最棒。这些都是为了避免枯燥和泛化他的安坐行为。

半个月后，小真在没人提示的情况下可以安静地坐在椅子上，身体不会乱动，也不会因为翘起椅子摔倒，双脚的脚尖和脚跟都会粘到地面上，椅子的腿也不会离开地面。

这只是小真行为改变训练的一个小成功，在他接受训练的 7 个月里，小真在与人交流时，可以与人眼神对视，可以将自己的东西分享给他人，他也会在游戏输掉后，和赢家说："恭喜你啊，我会加油。"

而今，小真即将进入小学就读，希望他可以克服自己的困难，在未来的生活、学习中越来越棒！孩子，我们一起加油！

点评

针对小朋友的安坐问题，老师采用科学的方法——ABC（前因 - 行为 - 结果）行为分析法，通过对影响小朋友安坐的 A（行为发生前情境）与 C（行为发生后的情境）进行分析与干预。对 A 采用前提控制的方法，因为这个小朋友有较好的认知能力，所以可以和他事先约定好，并在要求安坐的时间增加时，再加入他喜欢的事情如看书等，这些前提控制都有助于增加小朋友安坐的时间。对于 C 采用强化的方法，又结合小朋友较好的理解与认知能力，采用代币制度。正是运用科学的方法，才顺利地塑造了小朋友的安坐行为。

27. 谦谦爱上幼儿园啦

一个月前我接到一个电话，对方焦急的声音让我很紧张："侯老师，我们需要您的帮助，我知道您最近很忙，但是您什么时候有时间，一定要帮帮我们……"我一边平复自己的紧张情绪一边安抚她："谦谦妈妈，您别着急，有什么事情您慢慢说，我们一起解决。"对方的情绪已然有所缓解："谦谦好像很不喜欢现在的幼儿园，每次上学都特别焦虑，哼哼唧唧地哭闹不止，我现在都不知道还有没有必要让他继续上这个幼儿园……"

谦谦目前 4 岁 4 个月，在中心的 10 个月里，谦谦在认知理解等个人能力方面有了很大提高，在与同伴互动、游戏规则方面也有上升的趋势，但是由于爸爸妈妈工作调动，又不想跟孩子分开，于是在今年 5 月份带孩子去了杭州——一个孩子需要重新适应的新环境。通过妈妈的描述，我了解到谦谦每天早上起床很焦虑，担心去幼儿园，在去幼儿园的路上也是哼哼唧唧，到幼儿园后哭闹不止。妈妈发了谦谦在幼儿园做早操时的小视频，我看到后就在想：显然谦谦有些焦虑，嘴巴里哼哼唧唧。但是谦谦在这样 30 多个孩子的大环境里，带着焦虑的情绪，还能够偶尔跟随老师和小朋友做动作并且没有出现行为问题已经很不错了。他的社交能力有限，让他处在这样的环境里真的很困难，他需要有人引导一下建立一个自己的小群体，找到一两个自己的好朋友，逐渐过渡，一步步去适应这个大环境。

随后我又看了 3 个谦谦在幼儿园活动时的视频，并问了谦谦妈妈几个问题：

1. 谦谦在去这个幼儿园之前有没有什么别的情况会影响他？

2. 妈妈在拍这个小视频时，谦谦是否知道妈妈在旁边？

3. 谦谦的焦虑情绪是贯穿在幼儿园的整个过程还是只出现在早上或者是在幼儿园的某项活动或环节中？

4. 在幼儿园各项活动中谦谦是否对活动有兴趣或者他对活动的参与度是怎样的？

5. 活动中老师对他的要求或着关注度是怎样的，有没有特别关注他或者特别不关注他？

6. 谦谦在幼儿园有没有特别喜欢的小朋友？

通过这些问题和视频我得到的信息是：5 月份到杭州后，谦谦身体出现不适；朝夕相处的阿姨也请假不在身边；4 月份体验课时认识的最熟悉的两个幼儿园老师也在此时外出学习；妈妈拍视频时谦谦并不知情；谦谦的这种焦虑情绪在早上最为严重，中午睡醒后也会出现情绪问题（穿衣服、鞋子比其他小朋友慢），下午接他放学时会很开心；目前没有发现他对幼儿园的某项活动特别排斥；对幼儿园活动有参与，但不像其他小朋友那样积极，参与度大概为60%；因为一个班30多个孩子，所以老师对他的关注度可想而知；目前他没有关系较好的小朋友；视频中看到在集体环境中谦谦在后排的椅子上坐着蠢蠢欲动，没有出现太多的焦虑，一会儿站起来往前走一会儿又坐回小椅子上，他有想参与活动的冲动。

了解到这些之后我帮助妈妈去分析问题，谦谦对这个集体环境适应得还是不错的，并没有妈妈想的那么焦虑，可能在去幼儿园之前会出现比较焦虑的情绪，在幼儿园活动的过程中基本上没有太大的情绪问题。其实早上起来不想去幼儿园这是大部分孩子都存在的一个心理，因为孩子觉得在家里玩，跟亲人一起玩比去幼儿园好玩多了。并且谦谦刚到杭州时身体不适，朝夕相处的阿姨不在身边，幼儿园老师的变动，让他失去了安全感，这也有可能是导致他情绪问题的原因。这件事情看似已经过去了，但是情绪是有惯性的，他对这件事情心理是有阴影的，所以我们在处理这种行为的时候，必须要打破这种惯性，让他觉得上幼儿园这件事情其实并没有那么可怕，在打破一种焦虑之前，我们可以帮他一下。我建议给谦谦制定一个日程表，把每天要做的事情罗列清楚，几点到几点要做什么事情，特别是在幼儿园中的活动日程安排，清晰地呈现给谦谦。这样他可以知道接下来他要做什么，以减轻他的焦虑。我们可以借助谦谦喜欢绘画的优势，在辅助下让他自己将这个日程表制作出来，这样他会更愿意接受并执行。另一方面，在幼儿园最好有一个人能够引导他与同伴之间建立一个良好关系，从最简单的开始，比如引导他能够与一个比较安静一点的小朋友打个招呼、握握手等。如果幼儿园老师能做的话那就最好了，如果不行的话，我觉得谦谦阿姨也是一个很好的人选（经过之前的接触和了解，阿姨性格很好，并且一直带谦谦，在陪伴他的过程中谦谦妈妈报过很多的培训班，阿姨也有参加，带谦谦在中心上课也积累了很多相关知识）。如果幼儿园同意的话，这些问题可以去跟幼儿园的老师沟通一下。希望有一个人引导他还有一个目的，就是可以给谦谦做一个自我管理表，这个表需要有一个人去帮助和监督他完成，在这个表里可以列2～3项内容，比如：我今天跟明明打招呼了，我今天跟明明握手了，我今天跟明明一起搭积木了；逐渐地再难一点：我今天跟5个小朋友握手了，今天老师让我们搭积木我和某某小朋友一起完成了一个小房子，我今天得了8个小贴画……如果他做到了可以在这一项下面打一个勾勾，得了3个勾勾就可以得到一个什么样的奖励。奖励可以是吃的、玩的、休闲娱乐的时间、来自妈妈的拥抱或者妈妈来接他放学……从最简单的开始，逐渐地让他与一个小朋友有一个接触之后或者他能够跟随老师或者同伴做一些事情之后，渐渐地让他真正地融入这个环境。这样就是帮他对自己的行为有一个自我管理的能力，让他意识到自己的行为是什么，自己不同的行为会带来不一样的结果。

第二天谦谦妈妈又发了谦谦从早上起床到晚上睡觉的部分视频片段，从中我得到很多的信息并将其反馈给了谦谦妈妈：感觉谦谦这一天的状态整体还是很好的，可能在妈妈送他去幼儿园的路上出现了情绪问题，中途妈妈与谦谦分开，哭闹严重，最后阿姨将其抱走，后来阿姨带他去幼儿园直到到幼儿园后例行检查，自由玩玩具，整个过程中谦谦的状态还是很不错的。主要问题出现在妈妈送谦谦去幼儿园的路上：他在跟妈妈讨价还价，妈妈在跟他讲道理，整个过程中他的哼哼唧唧是成功的。其一他得到了妈妈的心疼和安慰，其二他拖延了去幼儿园的时间，并且得到妈妈的心疼让他觉得有可能他能够拖延更长的时间，或者直接避免去幼儿园（妈妈之前因为其他的事情心疼或安慰他时向他妥协过）。谦谦出现情绪，妈妈安慰他、讲道理完全没有问题，一遍即可，最多两遍，说完就不要再提这件事情了，可以试着转移话题，聊一些谦谦比较感兴趣的话题，如果转移不了妈妈可以试着忽视他的哼唧，不要给予其他任何回应。待他停下来不哼唧时（哪怕只是1秒），立马给予关注并强化他，然后尝试着转移话题，并且整个过程中不要放慢去幼儿园的脚步，让他了解他的哼哼唧唧是无效的，以后在生活中的其他方面也要注意，尽量避免不经意间对不好行为的强化。

经过一番分析，谦谦妈妈说："真的是豁然开朗，有时候自己会很容易被孩子的情绪所影响，钻进死胡同里走不出来，还好有侯老师的帮助，感谢的话无以言表，还是要说谢谢侯老师。"几天前我又接到了一个电话，电话那头传来的是一句句饱含幸福情感的话语……

谦谦妈妈是一个很乐观且很认真的妈妈，我也很荣幸她遇到问题能够想到我，她对我的信任让我更加有动力去帮助更多的孩子和帮助家长解决问题。

点评

文章整体给人感觉生动，叙事清晰。题目与内容紧密衔接，描述了家长当时的心理担忧，具体写出儿童在幼儿园的融合过程，以视频为依据，观察孩子的团体活动状态，对比父母描述的情形作分析。老师给家长详细地分析了儿童在幼儿园的生活状况，站在专业的角度给出得当的策略指导，还在精神上给予很大的鼓励与支持。老师建议在儿童的幼儿园生活状态中抓住某一个需要重点干预的情况罗列出来，并针对这一情况详细地给予家长可行性策略。

28. 涵涵的兴趣扩展

涵涵，4岁，2016年4月进入中心，按照惯例，我与涵涵妈妈做了详细的沟通，对涵涵的家庭结构、生活习惯、个人自理、学习能力、社交沟通等各方面能力做了详细了解。涵涵有语言，生活中简单的语言能理解并能进行简单的模仿，可以执行简单的指令，有学习能力。

在谈话中我了解到妈妈在一个问题上尤其担忧和无奈，就是在涵涵喜欢数字这个问题上不知道该不该介入，若介入，该怎样进行干预。这个担忧引出更多涵涵在生活、学习中与数字的关系。妈妈讲到，涵涵尤其喜欢数字，除去睡觉时间，清醒的时候都是在关注数字，看车上数字、看卡片上的数字、手指数数、唱数字歌等。这是涵涵一天中沉迷的事，很少主动玩其他玩具或做别的活动。

妈妈曾经尝试拿走他的数字给他一个他相对喜欢的风车，可是刚被拿走涵涵就四处寻觅，着急了就会哭闹不休。只有带着数字的物品他才愿意参与接触其他的事，但在参与中基本不配合做事，专注力始终在数字上。这已经影响到他的生活和学习。说到这里，我再也不能保持淡定。对于涵涵来说，这是一个很棘手的问题，再加上妈妈不太懂专业的引导干预，多次尝试无果，只能干着急。随后我就对妈妈安慰说："没关系，我们一起努力引导，让涵涵感受到这个世界上还有更多有趣的事物，带动起他的学习和生活的参与度。"

在正式上课的第一天我做好了充分的准备，准备了带有数字的不同实物，还有妈妈讲到的涵涵其次喜欢的巧克力和不同款式的汽车及其他强化物。这些强化物先放到柜子里，只在桌子上放一辆带数字的公交车和其他声光电旋转类的玩具。

涵涵一进到教室，目光立刻聚焦在橙色公交车上。他趴在地上，低着头看车尾上不太明显的特别小的车牌号（数字），一边摆弄着汽车一边在嘴巴里说着上边的数字，重复说好几次，没有丝毫看我的意思，当我不存在一样。于是，我想让他关注到，还有个我存在！我大声叫出他的名字，凑到他面前一起和他看数字，涵涵有意识地向后躲了一下，像是怕我拿走他的至爱，我并没有追赶他，只是在原地当起了旁人，开始说旁白，试图与他建立联系来促进我们的关系，"这辆公交车的车牌号是82，它在上边也有数字，是103号公交车，开往动物园站的，这个数字真好看。"待他看了好久，为了得到他的信任，我又拿出了几个其他带数字的物品给他分享，大声说："涵涵，你看我拿的是什么好玩的啊？"并把两个数字卡片和数字琴给他呈现，再拿回到我的面前，于是他抬头用眼睛瞄了我一眼，立刻去拿数字卡片。此时，我继续扮演起旁白的角色："哇噻，卡片上还有数字呢。'2'像一个鸭子，'5'像一个钩子。"涵涵好像开始接纳我的靠近了，他并没有躲闪的动作出现，一直在换不同卡片找数字看，有时会说出数字"8""2"……"铃铃铃"下课铃声响了。我感觉时间过得好快。我和涵涵通过数字有了短暂的接触和相识。我试着和他说："下课了，玩具还给老师，该去找妈妈了，明天再来玩。"我从他手里拿走我自己的玩具，他竟然没有排斥！他是真的听懂了。

第二天我继续给他喜欢的物品，像昨天一样帮他做旁白，下意识地说："涵涵累了吧，我们坐回椅子上玩吧。"我指一指椅子的方向，把他扶起来，他径直走过去坐下来，基本执行了我的指令。我马上给他巧克力吃，作为简单执行的奖励。涵涵看起来很享受边吃边看的过程。我就这样与他一步一步慢慢接触，每天都会有更多的接触和更进一步的信任。我同样把这样的方式教给妈妈，主要提醒妈妈不要太快介入干扰，慢慢地读懂他，让他信任你的存在，让他明白我们的出现、存在，对他来说是有价值的，是能够带来乐趣的。

通过这两天的观察，我记录涵涵每天接触过的可以接受和喜欢的东西有哪些，并一一写清楚。连续记录3天就知道，涵涵会经常选择数字公交车、数字卡片（带实物）、食物巧克力豆，有接触过数字积木、《数字变变变》歌曲和一次无数字发条小鱼。当我知道他最喜欢公共汽车和数字卡片时，试图拿不同的数字玩具来给他玩。我给涵涵摆放出仅次于前两个物品的数字小鼓，等他玩过一会儿后，涵涵居然主动看了我一眼："公共汽车。"太出乎我的意料了，涵涵居然和我提要求了。我马上拿给他公共汽车，并大大地表扬了他。

一会儿后我再拿出数字卡片对他说："我们交换玩吧。"涵涵没有主动拿起，我拿着数字卡放到他手里，慢慢地拿走他的公共汽车。他并没有拒绝这样做，也接受了我的卡片摆弄起来。我又拿起数字琴说："我们交换玩吧。"我把琴放到他手里，把卡片轻轻拿过来。10秒后，我又用同样的方法拿公共汽车换卡片，拿巧克力换公共汽车。在涵涵吃巧克力的同时给他无数字的小鱼，让他玩一下小鱼。玩6~7秒后，再尝试来回交换，涵涵也能够顺利接受。我拿着涵涵一般喜欢的东西和涵涵进行了频繁而短暂的3秒接受再换回。隔天我说："涵涵，借我玩一下吧。"我从涵涵手里轻轻拿走数字玩具，并马上说："特别棒！奖励你吃个巧克力豆。"慢慢地涵涵能从紧握数字玩具到接受我短暂2~3秒地拿走他一般喜欢的玩具，然后马上还给他。但在其中有过两次当我说"给我看看"时，拿到半空的玩具被他很快敏感地夺走了，可能是因为之前发生过这样的经历。

为了避免他和我大闹，产生不信任，我试图每天有一两次或几次的练习，视情况而定，让他有心理准备。很快，涵涵由急切、焦虑、紧张，到可以几秒钟地接受给予巧克力的消费并适当地配比指令："拿巧克力吃。""选一个你喜欢的。"最后到简单的指令模仿，他都可以做到。为了拓展涵涵的兴趣面，我每天加入多种不同玩具的操作模仿，陪同他感受玩具的乐趣。随后加入代币制度，得到3个贴画可以换取喜欢的东西。涵涵开始喜欢笑脸贴图、花型贴画等不同的贴图了，还主动要求换其他无数字玩具，如小猪发条车、仿真可乐杯、泡泡枪。他的学习技能也逐渐配合得很好。作为老师我特别高兴和激动，涵涵每一次的成功都使老师第一时间感受到喜悦，那种喜悦只有老师能够体会。

同时，涵涵妈妈分享的经验是：家长也要不断改变和学习，家庭要保持一致的教导，涵涵生活中的变化才大有不同。她也经常反馈说自己的耐心学习和不断挑战让生活的点滴事情逐渐变得有趣而容易。

我与涵涵妈妈分享的经验是：生活中可能会遇到很多难题，但那都是暂时的，坚持对的，方得始终。点点滴滴的改变是我们努力的结果，点点滴滴的积累更是孩子健康成长的动力。

点评

老师将整个事件描述得很有条理，包括涵涵的基本情况介绍，以及刚入园时妈妈的困扰——涵涵沉迷于数字，以至于影响到生活中的方方面面。这些该不该干预？如何干预？老师针对这个问题，做了充分的课前准备。在课上是如何一步一步融入到涵涵的世界，如何一点点将涵涵的兴趣扩展开来，老师很详细地将各种教学方法及涵涵的每一点变化陈述出来，期间根据涵涵能力的提升逐步调整教学目标，最终得到了自己和家长想要的结果。

29. 坐马桶训练

发发，有一双大大的眼睛，是一个白白净净的男孩，今年3岁半了。据他的妈妈讲，他在家里能说很多字或词，还会哼唱好几首儿歌，能背唐诗好几首……但在教学环境下除了"啊啊""拜拜"什么都不说，就算给他爱吃的MM豆，他也不说话，只是张开大嘴巴，朝向好吃的"啊啊"表示要吃。发发注意力很不集中，对视几乎没有，最长不到3秒，有一些问题行为：打人、扔东西、摔椅子。他的指令及模仿能力都很差。发发性格比较外向，爱笑，有什么不如意的事情，都会立刻表现出来：有时会大哭，有时也会大喊大叫，但是在老师的帮助下能很快平静下来。

发发是2016年3月8日来到我们中心的，所上课程为一节个训课、两节集体课。

这段时间以来，发发给我印象最深的是通过整整一个月的康复训练，发发在他个人能力的基础之上，自4月8日起开始和我跟读生活用品卡片了，同时还学会了15个命名，摔椅子、打人、扔东西的行为也大大减少，综合能力都有了进步。就在发发进步的过程中，坐马桶的故事发生了。

2016年4月25日，妈妈像往常一样让发发走在前面，她走在后面，发发在5米远的地方看到我，就期待地跑过来和平时一样热情地拥抱我。

"好孩子，和李老师拥抱了。发发走，我们进去玩吧！"我一边说着一边拉他进到教室。这时，发发妈妈拿着一个黑色布袋进来了，很诚恳地看着我说："李老师，拜托您一件事……"还没等她说完我就着急地问："怎么了，发发妈妈？""发发一直不肯坐小马桶，每次都得抱着他，把着他拉臭。我只想让您帮我让孩子坐在马桶上面，哪怕一小会儿，不，哪怕3秒就行。我每次让他坐，就跟要杀他似得。"妈妈一边说着，一边打开黑布袋，拿出了一尘不染的蓝色带盖子的马桶给我。我接住马桶说："好吧，发发妈妈，我试试吧，尽量让他坐一坐。"

课程开始了！

我和发发一起复习了几个指令与大动作模仿之后，感觉发发状态不错。我让发发选了自己喜欢的强化物之后，把发发注意力引过来立刻发指令：发发坐马桶→发发在老师提示下坐在了打开盖子的马桶上→立刻得到了强化（MM豆）。发发坐在干净的马桶上吃得那叫一个开心。

就这样，我的目标——发发坐马桶一次成功。我让发发提好裤子，再次进行维持项目的穿插，继续吸引发发的注意力进行坐马桶的回合式教学。奇迹出现了，不到 5 分钟的时间，发发竟然独立坐马桶了。发发吃着 MM 豆开心得不得了，而我更是像吃了蜜一样。对着开心的发发我也哈哈一笑——成功了！我们继续进行其他的教学项目。

下课后，我与发发妈妈对课上训练发发坐马桶的过程进行了如实的描述，妈妈很开心地说"真的呀？！好奇怪……李老师您太厉害了！"妈妈接着说："不怕您笑话，李老师，发发从小到大一直都是我们家人把着他拉臭臭……"我当时真的很吃惊，我对发发妈妈说："不是吧，发发妈妈，您早说呀。早说，咱们不就早就解决了吗？何况孩子这么配合。"我接着把具体练习方法和妈妈沟通后，让她把这个小马桶拿回家去泛化练习。发发妈妈让孩子和我再见后我们各自开心地回家了。

2016 年 4 月 26 日，上课铃响了之后，我老远看到发发小朋友跑过来，此时，看到奶奶拿着黑色布袋走过来，我问发发奶奶："阿姨，怎么又拿过来了呀？"奶奶："唉！这孩子昨晚怎么也不坐在这个马桶上拉臭臭……李老师您再花点时间给我们练习一下。"我点点头，对发发奶奶讲："不应该呀！好吧，我再练练看。"今天课程开始了一会儿，我就开始让发发坐马桶，他坐了，很好；又坐，没问题；再坐，通过。我想了一下，是不是教室和厕所场景的原因？我拿着发发奶奶从家带来的马桶，带发发走进儿童男厕，发指令：坐马桶→发发坐上了打开盖子的马桶→得到强化（小鸡玩具）。3 次都成功。

离下课 5 分钟时，我把发发奶奶喊到教室，让发发奶奶发指令，我辅助奶奶给发发的指令，让发发坐了马桶，并进行针对性语言及食物强化（发发听奶奶话坐马桶了真棒→奶奶给予发发 MM 豆）。一次又一次地进行练习，哇！发发独立完成奶奶指令下的行为"坐马桶"了。目标完成！我与奶奶沟通回家后应注意的细节。我告诉奶奶："阿姨，您回家给孩子练习看吧，我感觉是没问题了。"

2016 年 4 月 27 日，我第 3 次看到同样的装有小马桶的黑布袋出现在我视线里，说实话我觉得有点不可思议。

"发发妈妈，怎么回事呀？这个小马桶？"妈妈说道："李老师，实在不行……"我问："怎么回事，说说看，发发妈妈？"发发妈妈说："孩子在家只听奶奶的指令，我在厕所让他坐，他死活也不坐马桶，后来奶奶把我推出厕所门外，发发才在奶奶指令下坐小马桶上拉了。"

我听了之后感觉又气又笑，这孩子……

我告诉发发妈妈："您看这样，离下课 10 分钟时您过来，我和您一起给发发练练看。"妈妈同意了。后来妈妈进来了，我就按奶奶进课堂那一次，让妈妈吸引发发注意力发指令，发发坐小马桶了，妈妈强化他，一次辅助下完成，第 2 次就自己可以去坐了，第 3 次自己打开马桶盖子去坐马桶，起来后提好裤子还在妈妈指令下盖上了盖子，真的是毫不费劲儿就完成了目标。妈妈高兴得合不拢嘴，我也很开心。

最后，我再次和发发妈妈沟通，还是指令泛化的问题，决定今后还要在泛化方面给发发多加强训练。

第2天，也就是4月28日，果然是我想要的——没见奶奶拿马桶来教室。我问发发奶奶："怎么样，阿姨，发发在家坐马桶了吗？"奶奶说："嗯，可以了。谢谢您！"我进一步核实，给发发妈妈打了一通电话，妈妈开心地告诉我，已经没问题了！

这就是可爱的小朋友发发坐马桶的故事，在此分享给大家。有时就是这样——只需要家长再用心多一点，只需和老师再沟通多一点，孩子就会有很大的进步与改变。

点评

　　教师的行为生动有趣，通过坐马桶这个实例向大家介绍了行为塑造的运用。若要培养孩子目前还没习得的技能，塑造法是个特别有效的好方法。在案例中，教师一开始将短暂地坐马桶这个行为与强化物联结，孩子一坐马桶便能得到强化物，由此消除他对马桶的厌恶，进而适应坐马桶。教师通过与家长沟通紧密地将在学校习得的技能在家庭中进行泛化，确保技能得以所用。在教学中，尤其是生活自理技能的练习，一定在家庭、社区等多场景泛化，教师在教学中还需多次与家长沟通，共同努力培养和稳固学生的新技能。

30. 大果和苹果的故事

博博，是个 3 岁的个子不高的孩子，眼睛大大的，皮肤白白的，长得特别可爱。每次见到他，我都要冲过去抱住他。博博是 3 月份进入我们中心的。刚进来的时候是别的教师带的，后来由于各种原因转到我这里。我听博博妈妈说，博博刚来的时候对环境适应得比较慢，在个训课上哭了两个星期左右，情绪才算稳定下来。转到我这里以后，孩子的情绪相对来说是比较稳定的，在我的教学环境中没有出现过大哭大闹。妈妈说博博可以回答自己的名字，可以认识红色、黄色、蓝色，可以认识生活中常见的水果、蔬菜和动物。但是在教学环境中博博在认知上的表现，并没有像妈妈说的那样好。博博的认知能力一般，语言能力较弱，只能说出两个字的词、3 个字的叠词，理解能力一般，略有一些刻板行为，对视较弱。博博的受挫能力也较弱，只要听到一次不对，他就会生气，闹个小脾气，但多数情况下博博还是一个非常乖的孩子。

我是 4 月 12 日开始接博博的课程的。博博在中心的课程每天一共有 4 节，其中两节集体课程和一节个训课程，外加一节亲子课。博博在我这里上的第一节个训课表现得很好，情绪还算稳定，起伏不大。在课堂上与教师的配合一般，基本没有对视。从这节课也能看出，孩子的手部精细能力相对比较弱。在了解了博博的大概情况后，我们开始了系统的康复训练。

经过 1 个月的训练，我已经可以明显看到孩子的进步（虽然孩子的进步很小，但是妈妈和教师都特别开心）。手部精细动作从刚来的时候什么都不会，经过 1 个月的训练后，现在可以自己独立穿珠子了。刚来的时候博博只会简单的大动作模仿，到现在博博可以在课堂上自己独立地完成两步指令和两步模仿。现在可以和教师跟读一些生活中常见的水果卡、动物卡和蔬菜卡。这些都是博博这一个月里我们可以看到的进步很大的地方。

就在 2016 年 4 月 23 日，我像往常一样提前 5 分钟去教室里做课前准备。刚准备好站在教室门口，就看到博博大老远地跑过来，我也张开双手去迎接他，就这样我们俩抱在了一起，然后我拉着他的手走进了教室。这时博博妈妈拉了拉我的衣服，我停下来看着博博妈妈说："怎么啦，有什么事情吗？"博博妈妈轻轻地趴在我耳边说："博博现在的发音特别不清楚，在家里我们教他，他有些抵触，还不愿看着我们的口型，我看博博和您配合得挺好，挺愿意和您对视的，您能帮我多纠正孩子的发音问题吗？"我一听很爽快地答应下来了。这个事情于我来说问题并不大。首先，我和博博已经建立了一个非常好的关系；其次，博博在我这儿上课得到了许多的快乐，他很愿意和我一起上课，也很乐意配合我完成我所发给他的指令；最后，我还有他特别喜欢的强化物——薯片。所以博博在我的课上一直都表现得很好。

我们要开始上课了。

首先我们做了一些维持项目，降低课程难度，增加博博的自信心，让他有信心做好接下来的项目。几个大的动作模仿和指令之后，博博的状态和情绪都还挺好的。在他美美地吃完薯片之后，我快速地把水果卡片呈现在博博的眼前，他还是挺喜欢看水果卡片的。"苹果、西瓜、梨、葡萄……"我们在很认真地一字一句地读卡片上水果的名称。博博特别努力地跟老师练习发音。博博看到苹果的第一反应是读"大果"。我会先让博博看着我的口型听我读一遍"苹果"，这个"苹"字的音我会发得特别重，以引起孩子的注意力。老师读完了以后，博博会在老师的口型提示下很努力地来发"苹"这个音，虽然总感觉发得还是不太标准，但我能看出博博已经很努力地想要把这个字的音发得和我们一样了，可是由于一些原因总还是差那么一点。但我感觉博博做得已经很棒了。经过 5 个回合式教学，效果出来了，博博发"苹"这个音的时候，已经可以很接近我们所发的音的标准了。博博太棒了，真厉害。听到这么接近的发音，我也开心极了，马上奖励他一块大大的薯片，博博开心地吃着他喜欢的薯片。

下课的时候，我和博博妈妈简单地沟通了一下本节课的情况后，我又给博博发了一个指令，要求他把这个苹果的"苹"字音再发一次，让妈妈听一听我们博博的发音是不是接近标准了，有没有进步。博博按照我的指令要求，又发了一次"苹果"，发音已经非常接近标准音了，博博妈妈看到博博这么棒的表现，高兴坏了，抱起博博可劲儿夸博博真厉害。然后我把具体的练习方法和博博妈妈进行了一些沟通，让博博妈妈回家泛化练习。然后我们各自开心地去上下一节课了！

第二天上课我老远就看到博博，他也看到了我，大老远跑过来开心地抱住我。和博博一通拥抱之后，我问博博妈妈："昨天回去跟您练习发音了吗？"博博妈妈开心地回答："练了，但是一开始挺不愿意配合的，我就给他拿薯片，让他和我练习两个简单的项目，然后我再和他玩一会儿游戏，不一会儿，他就愿意跟着我发音了。我趁着他玩得开心的时候，就要求他和我发'苹果'这个音。刚开始他还是发得不好，后来我把这两个音按照你说的方法拆开来读，把'苹'字发重音，用强化物吸引博博的注意力，看着我的口型来发音。没想到这样边玩边练习发音，大概有 5 分钟的时间，他居然在家里做的和在课堂上做的一样好了。"听到博博妈妈的反馈，我也挺开心的，看着自己带的孩子在一点一点地进步，自己还是有那么一点小小的成就感。

虽然我们的孩子没有普通孩子进步那么快、那么明显，但是我们的孩子每一个小小的进步，都付出了多于普通孩子 10 倍的努力！我相信，只要我们教师多付出一份辛苦，家长多付出一份耐心，我们的孩子就会不断的进步。

点评

　　星星的孩子并不像普通孩子那般活泼聪明，但每一个星宝都在很努力地适应、学习，想要和正常的孩子一样去自如地交流，分享自己喜欢的东西甚至是自己的梦想。博博就是这么一个孩子，即使发音说话对他来说并不容易，但他还是在很努力地练习。老师和家长对此也投入很多。很好的一点是，教师将游戏与学习项目穿插，让学习变得有趣，加强孩子学习的动机；将简单项目和困难项目穿插，增加孩子的成就感，减少孩子的挫败感，提高孩子学习的主动性，且及时与家长沟通，指导家长。每个孩子都希望得到爸爸妈妈和老师的夸奖，博博也是如此，父母和老师对他的称赞也是对他最好的强化。

31. 宝宝会拼手指拼板啦

小呆萌（昵称），男孩，今年 3 岁半。主要照顾者是妈妈和姥爷。他的头部曾做过手术，去北京大学第六医院做诊断，诊断是孤独症倾向。小呆萌在我们中心训练 1 年了，他的教学安置是半日制，主要课型是个训课一节、运动课一节、音乐课一节、认知课或游戏课一节。小呆萌来中心时，月龄 34 个月，C-PEP-3 测评结果为 13 个月。那时的好哭、脾气大、摔东西，只能发出"gāi gai""nāi nai"，以及其他无意义的发音，模仿能力几乎为零。那时候小呆萌不会提要求，不能安坐，不能等待，肥嘟嘟的小短腿时刻准备往外冲去找家人。几乎每天都会尿湿 3～5 条裤子。家长也自知孩子的情况，为小呆萌准备了 5 条裤子。后来经过干预以后，小呆萌的能力渐渐有所提高，已经不尿裤子，并且能主动提要求去上厕所了。再次测评 C-PEP-3，小呆萌的评估结果比实际年龄只小半年了。家长很开心，当然我也很骄傲。

专业老师用 VB-MAPP 这套评估工具为小呆萌测评，测评结果是处于第二阶段。现在小呆萌已经能说 7 个字及以上的长句子了，且发音清晰，能进行简单的互动式语言，能命名常见卡片 300 张左右（包括日常用品、水果蔬菜、交通工具、动物等）；能进行动作模仿；能进行主动式的提要求（多数是生理需求）；能执行两步或三步的指令；也能独立玩耍，但玩法比较单一；手眼协调能力稍差，可以进行有背景的卡片或拼图配对；喜欢旋转物品，包括圆形物品；触觉比较敏感；与他人有对视；在社会交往上，对成人比较关注，仅对几位熟悉的同伴有关注，可以达到和几位同伴进行肢体互动以及抱团。但小呆萌也存在一问题行为——甩手（自我刺激，但可以控制），不过该行为阶段性地消失和爆发。

中心规定每个月都要给家长布置家居任务，为家长在家陪孩子练习提供目标。当然月底时家长也要对老师进行反馈。近期给家长布置家居训练中有一项任务是通过拼图、拼板锻炼孩子的手眼协调能力，以及视觉配对。小呆萌妈妈很配合老师的安排，从网上买了几套拼图拼板。可是妈妈通常回家练习的项目都是老师在中心和小呆萌练习过的项目，回家练习只不过是为了让小呆萌对老师以及场所的泛化。对于新项目学习，妈妈没有教过。妈妈很聪明，把这项任务交给了老师，请老师帮忙。所以 3 月 18 日，妈妈依然像往常一样，把教学材料（拼板）拿过来，我和小呆萌先学习一遍（由于中心规定周五是公开课，所以家长可以参观）。该拼板是一对手指拼板，就像人的手掌一样，每个手指都是涂有不同颜色的（我们定义为 A、B、C、D、E），背景是无色的。我们这天只练习一只手拼板。

对于这项新学习项目，我们采用的是逆向链接法。步骤如下：

步骤一：在操作以前，吸引小呆萌的注意力，把每个手指的颜色（小呆萌已掌握）又复习了一遍，然后去掉一个手指拼板 A，我下达指令说："小呆萌，把 A 拼板放回去。"我用手指指一下拼板的 A 处作为辅助，帮助小呆萌完成。放进去以后，我很开心地说："小呆萌，你好棒呀！"同时，我再给他一个陀螺（孩子最喜欢的玩具）作为奖励。他可以有 10 个数的时间。教学流程：呈现教学材料→在孩子关注的情况下，下指令→老师辅助→孩子回应→给予强化物。这一流程需要反复多练习几遍，最终的要求是小呆萌必须能独立完成。

步骤二：我去掉相邻的两块拼板 A、B，同样地在小呆萌注意力集中的情况下，下达指令说："把 A、B 拼板放回去。"我依然像之前那样用手指指着 A、B 的位置作为帮助，然后小呆萌从桌子上拿到 A、B 两块拼板，把它们放到手指拼板上。放完以后，我会很开心地对他说："小呆萌，你好厉害呀！"然后我再给他一个陀螺作为奖励，让他玩一会儿。需要达到的要求要和上一个步骤一样。

步骤三：我再一次加大难度，去掉相邻的 3 块拼板 A、B、C。在小呆萌注意力集中的情况下，我下达指令说："把 A、B、C 拼板放回去。"我依然像之前那样用手指指着 A、B、C 的位置，然后小呆萌从桌子上拿到 A、B、C 3 块拼板，把它们放到手指拼板上。小呆萌拼得很认真，也都是正确的。这时他需要我们的夸奖，我会对他说："小呆萌，非常厉害，又放对啦！"然后给他陀螺。

可是这个时候我发现小呆萌好像动机有些不足了，陀螺放他手里，他玩几下就不玩了。这时我把他的陀螺收回来了，我对他说："小呆萌，我们玩个游戏吧，你想玩什么游戏？"小呆萌说："蚂蚁上树。"我说："好，我们开始啦。"蚂蚁上树是一个肢体活动，对于触觉比较敏感、怕痒的孩子来说，是一个非常好玩的游戏。它有一个小歌谣："蚂蚁上树爬呀爬呀爬，一爬爬到肚子上 \ 小腰上 \ 脖子上等。"哪儿痒痒，我挠哪儿。小呆萌被逗得"咯咯咯"地乐。一会儿，不好的情绪也就渐渐消散了。

步骤四：我们又继续我们的手指拼板。我去掉了相邻的 4 块拼板 A、B、C、D，也给孩子换了一个最为喜欢的食品——海苔。在小呆萌注意力集中的情况下，我对小呆萌说："把 A、B、C、D 拼板放回去。"同样也是我用手指指到拼板上，小呆萌从旁边的桌子上把拼板放到大拼板相应的位置上。小呆萌完成以后，我依然会很开心地对他说："小呆萌超厉害，又一次放对了！"然后我再给他一大块海苔。同样的也需要重复多遍练习，直到小呆萌能独立掌握为止。

步骤五：最后，我把所有的拼板都倒到了桌子上，在小呆萌注意力集中的情况下，我说："把 A、B、C、D、E 拼板放回去。"同样和上面几个步骤保持一致，都需要我给予手指提示，孩子拿起拼板把它们放到相应的位置，全程都在我的监管下，完成以后，我会很及时地对他说："小呆萌，最厉害啦！我们又一次做对啦。"然后我迅速给他一块大海苔。他吃得很满足，也很开心，在学习的过程中也获得了满足。

在以上各步骤中，如果发现这一步骤小呆萌无法完成，就需要再从上一个步骤开始重新练习。我和小呆萌玩得很开心，小呆萌注意力也集中，陀螺、海苔他也很喜欢。课堂上我们练习了几次，妈妈在旁边看得很认真。下课后，我还和妈妈试着演练了一下，妈妈方法掌握得很准确。当然我又对妈妈额外补充了几句："如果在操作过程中，小呆萌出现对所给的奖励不是很感兴趣或无动于衷的时候，试着让小呆萌自行地选择一个或两个。当然了，家长需要对小呆萌有一个大概的了解，不管消息资源是从老师那里获取还是自己观察所得。小呆萌所选择的想玩的或想吃的都不能给他太多，而且也需要知道哪一个（玩具、食品、活动等）是他最为喜欢、较为喜欢的。举例说明，把小呆萌所喜欢的 7 种以内的东西，按同等距离的放置在小呆萌面前，他最先选择的那一个东西，效能可能是最强的，可以多做几轮选择，把喜欢的东西进行等级排列。效能最强的用于奖励最难完成的那一部分。"

妈妈为小呆萌制订一个计划，周末的时候，小呆萌在家每天都会有 2 小时的练习时间。周一上课的时候，我对小呆萌做了一个检验，在完全不给辅助的状态下，让小呆萌去完成拼板。小呆萌的表现明显有进步，但还没有完全掌握。而后我对这个项目又一次地强化练习，对给他的辅助由原来的全辅助到后来的少量辅助，再到他独立完成。经过 3 天在中心的练习，以及妈妈在家的练习，小呆萌学会手指拼板啦，妈妈也从中学到了方法。

额外补充一点，我经常会说，孩子、家长、老师是铁三角的关系。缺了谁，这条链子都会断。好多家长自从孩子被诊断出孤独症或孤独症倾向，内心都很压抑，很希望找到一个方法把孩子给治愈了！这时经医院推荐，找到了康复中心，无疑就像找到救命稻草。家长认为我花钱把孩子交到你这儿，你作为老师就得给我努力照顾，教导我孩子。你说要买这教具、那教材，好，我统统都满足你。这时作为专业教师的我要发出一个大大的红色感叹号"！"：警告！！！家长，您算算孩子一天之中和老师待在一起的时间是多少，和您待在一起的时间是多少。专家指出孩子每周训练时间不能低于 25 个小时。所以说，家长们，觉醒吧！您的孩子需要的不仅仅是生活需求，他们需要的更多的是我们共同的努力。看看上面的例子，您就会发现，周围人给孩子一点点的帮助，孩子就会给您带来非常大的惊喜！

点评

教师对于相关行为矫正原理的理论知识和实操经验掌握得很娴熟，能够很好地为儿童设计个别化训练计划（IEP）。本案例中教师采用逆向链接的方法教儿童完成拼板，更主要的是教会了家长在家如何教导儿童进行学习。学校、家庭双方配合，效果显著。

32. 鹦鹉小男孩

逗逗，男孩，3 岁 7 个月。

儿童情况：与父母、姐姐、爷爷、奶奶同住，轻度孤独症，初始规矩性差，话较少，鹦鹉学舌。C-PEP-3 评估结果：年龄当量为 26 个月，较合作，模仿能力较好，可听指令，认知能力较差，可提升空间较大。初始与家长沟通结果：儿童不与人沟通，无强化物。

所上课程：2015 年 10 月 8 日入园，个训课，集体课。

入园初始情况：逗逗入园第 1 天第 1 节个训课由父母陪同提前到个训教室，上课前见到个训老师他显得紧张害怕，更加贴近父亲（较喜爱父亲），不能与老师打招呼，父母显得焦虑和挑剔。与父母沟通了解后并没有发现孩子有特别喜爱的物品和食物，平时不吃零食。在家时别人唤名无应答，不予理睬，不能与父母沟通，记忆力较强，认识很多字。上课铃响，父母离开教室与他再见，逗逗并无反应，直到关上门与老师接触才有不适情绪，显得焦虑，坐立不安，唤名无应答，几乎没有对视，个别音节发音不准，对零食不感兴趣（经后期训练发现：抗拒陌生食物入口），喜欢小汽车、抓手拼板、互动游戏（小手爬爬、拉大锯）。第 1 周以老师与逗逗建立良好关系为主，同时做更详细的观察。

入园之后情况：初期第 1 个学习项目以互动游戏为强化物做回合式教学，训练唤名应答。由于逗逗和老师关系建立良好，此项目学习较快，仅用一周时间就完成了，但后期一直有保持训练。第 2 个学习项目为目光对视，培养喜爱的食物作为强化物放在老师眼前进行注意力训练，之后以数数为时间计时，看老师 5 个数，完成便有强化物，之后逐渐增加时间，最后撤出强化。以此方法，又进行了安坐、立正等延时动作训练。如：训练规矩性——起立、坐下，请逗逗坐下，跟逗逗说："坐 5 个数。"起初，逗逗只能坐 3 个数，逗逗坐到 3 时就迅速给谷物棒碎粒并强调"坐 3 个数啦"作为强化。这个项目做了 10 次就延伸到安坐 5 个数。同样的方法，逗逗很快就可以安坐 5 个数。为了配合集体课，在训练安坐的同时，也用同样的方法训练了原地站立。由于之前与逗逗建立的良好关系以及初期的基础训练，逗逗的原地站立项目独立得特别快，而且有的时候可以站立 10 个数。集体课上的规矩性也好了许多。第 3 个穿插学习项目为语言塑造，音节"t"和"p"无法分清楚，都发音为"p"（后期还有"f"和"s"，"z"和"b"等音节）。个训课时发出能吸引逗逗的声音来让他看老师唇型以此学习发单音节，完成后给予强化，后组合相似发音，完成后纠正之前错误发音词语。我逐渐地纠正了逗逗之前许多不正确的发音，如薯条（piáo），并以此学习内容的家庭指导作业作为强化练习。当逗逗有良好的对视，可以安坐、站立时，就全面展开了应答、动作模仿、听指令、颜色形状配对、点数、命名、提要求等基础训练，训练方式以回合式教学为主，辅以游戏和家庭作业巩固等内容进行大量学习训练。由于逗逗模仿能力强，经过一个半月的学习训练，以上基础内容基本能够掌握。

第2阶段是对逗逗鹦鹉学舌问题的矫正。由于此问题是认知能力较差的体现，所以首先，我训练逗逗对物品图片的配对、按图搭积木、简单应答的配对、提要求；其次，在集体课上我训练逗逗与儿童之间的互动增加认知，学习更多的游戏与老师、家人和其他儿童互动；再次，我进行情景教学，找出与图片相关的物品、相同颜色的物品，以及与不同的人进行简单的互动交流；最后，通过对物品的命名、属性、功能、分类对物品变换询问方法来增加逗逗的认知能力。在以上教学过程中不断给予强化和巩固，并给逗逗以自信。之后训练有没有拍到手的项目用时比较久。第1天让逗逗与我面对面地坐并分别把手放我的双膝盖上，我数"1、2、3"后用手拍逗逗的手，迅速告诉他："拍到了。"他跟着我说："拍到了。"我给逗逗一点小饼干的同时说"拍到了"，对此进行强化。当节课逗逗此项目就可以做到独立。第2天再做此项目没有拍到的时候我发现逗逗并不能把手抽离，所以无法进展。于是我变换思路，让逗逗拍我的手，"1、2、3"我的手不抽离，逗逗就会说"拍到了"。逗逗拍到我的手，独立进行3个回合之后，到第4个回合我就把手抽离，让逗逗拍到我的腿上，并迅速地说"没有拍到"。如果逗逗没有反应，就进行错误矫正之后让其能够仿说"没有拍到"，并给予小饼干，同时重复"没有拍到"作为强化。课后我把此项目的训练方法告诉逗逗的妈妈，让她回家训练此项目。之后两天个训课上对"拍到了"和"没有拍到"进行维持项目。第2周来上课时，我们做"拍到了"和"没有拍到"的轮换项目，发现逗逗对于"没有拍到"和"拍到了"分不太清楚。前几次对于我的手抽离他的手拍到我膝盖上的现象（即没有拍到），还停留在"拍到了"的认知里面。于是我只能不断地降低辅助等级并进行错误矫正。苦于个训课只有我和逗逗，所以教逗逗抽离手的项目只好请一个没有课的老师来辅助，我来拍，她在逗逗身后辅助抽手，于是训练"没有拍到"的项目逐渐完成独立。大概这个"没有拍到"的项目训练了两天之后，再次与"拍到了"进行轮换，出错率降低了许多。加之逗逗妈妈在家的训练，终于在两周多的时间里"拍到了"和"没有拍到"的项目逗逗可以完全独立完成了。之后的1~2周时间维持此项目，逗逗终于分得清"拍到了"与"没有拍到"了。慢慢地借此还泛化到"接球"与"没有接到球"的项目，有过之前拍手的经验，逗逗学习接球的项目就进展得快了许多，偶尔也可以接来访者老师扔过来的球。

经过3个多月的训练，逗逗仿说现象减少，学会的项目越来越多，自然逗逗得到的鼓励和表扬也越来越多。他开始自信起来，与其他人的接触和对视开始增加。逗逗开始能表达喜悦、害羞、调皮和喜欢等情绪，能与人简单地打招呼和提要求。由于进步较快，集体课被调至能力较强的班级。逗逗的家人也都很开心，焦虑的情绪也减少了很多，较之前稍显轻松的环境使逗逗的教养环境好了许多，逗逗的紧张情绪和配合度慢慢地好了起来。逗逗可以在中心跟见到的所有老师打招呼，还可以顺畅地做自我介绍，遇到挡道的老师会说："老师，请让一下！"或者"老师，让我过去！"无法推开门或者够不到灯的开关时，他也可以跟老师们说："帮帮我。""帮我开开门。""帮我开开灯。"

经过这个个案，我对于教学上的一点心得是：想要孩子愿意接触人和配合学习项目，首先，要减少孩子的情绪问题并且让他开心起来；其次，要努力地与孩子建立良好的互动关系从而让孩子体会到与人接触的乐趣；最后，要泛化到生活和其他人的交往中去。帮助孩子快乐自信就会慢慢地打开孩子与人接触的大门，当然这个过程漫长，也需要老师和孩子的家庭坚持不懈。请相信，念念不忘，必有回响！

点评

透过感官互动活动练习发音教学，教法自然，能够透过观察学生找到兴趣点介入教学。发音训练是一项难度较大且不易实施的事情，在老师的纯熟的手法下却得以顺利进行。老师恰当使用行为方法中的强化、消退、差别强化等策略，在自然教学中相得益彰，学生既获得新的技能又无任何情绪问题，教学目标和任务行云流水般穿插其中，已是教学中的较高境界。

33. 元元的成长之路

　　元元，女孩，今年 3 岁了，2016 年 3 月 17 日来到中心接受学习与训练。元元周一到周五的上午，上 1 节个训课和 3 节集体课。她的 C-PEP-3 评估结果只有 1 岁的能力，无语言，精细动作和大运动等方面比较弱。

　　记得把元元送进教室准备上课之前，元元妈妈和我说了一下元元目前的情况，比如：不爱和人交流玩耍，不看人，不会说话，总是爱发脾气、爱哭闹，不愿意让人碰。元元妈妈反省到，元元变成今天这样，可能也与他们家的环境有关。爸爸妈妈忙着上班，刚满月就由奶奶照顾。再大一点，孩子正是好奇探索和爱玩的时候，但是奶奶连大门也不让出，大人也很少和孩子交流沟通。本来应该人见人爱、活泼可爱的 3 岁小女孩，呈现在我们眼前的却是目光无神。

　　元元的第一节课开始了。对于我呼唤她的名字，她根本不予理睬，只顾看着某一处或者玩自己的玩具。元元妈妈把她送进教室后，她也没有去找妈妈。元元特别喜欢玩积木，喜欢把这些形状各异的积木搭高。只要自己一不小心碰倒了积木或积木因为高度失衡而倒塌就会严重哭闹。边哭闹边要我抱，抱得紧紧的。元元小朋友不是很愿意坐椅子，经常不让人主动触碰。差不多上了半节课，我对于元元有了一定的了解。我发现，她对音乐很感兴趣。只要我一唱歌，她就会盯着我看，即使她在入神地看着别处，只要我一唱歌，她就会很快地看着我。在接下来的课堂中，我针对元元的问题行为与强化物继续进行教学。她特别喜欢积木，我就把积木放在我的背后，吸引元元的注意力，我叫一声"元元"，她看着我，我立即给她积木进行强化，她自己拿着积木进行搭高。进行了多次回合，元元与我的眼神有了几次接触。下课后，我与元元妈妈详细地描述与讲解了元元第一节课的上课状况，如：元元与老师有了几次的对视，是个好现象；搭积木搭到一定高度倒掉，会哭闹，而且特别希望别人抱她，是因为她的内心需要构建安全感；等等。在这两个月的教学中我发现，元元的刻板行为比较多，尤其是玩镶嵌板玩具时，她自己必须按顺序把镶嵌板拿出来，而且拿出来的必须按顺序摆放好，然后再按顺序放回去。这样的程序，如果不阻止她会持续地玩下去。我抓住了这样的机会，进行教学。项目是模仿拍手。一开始我发出指令"这样做"（自己示范拍手），然后再全躯体辅助元元拍手，紧接着立即强化元元这个拍手行为，给她强化物即她喜欢的镶嵌块儿。就这样，慢慢地过渡到半躯体辅助，最后达到独立。类似这样的模仿项目还有拍腿、拍肚子、拍桌子、摸头、指鼻子等。

　　她近期在个训课上，"咿咿呀呀"的语言特别多，发音特别频繁，如"yi""ba"

"ma""fu""xia""xi""ha""ya"。只要她发出这样的音，我就模仿她的发音，去强化她的行为。当她玩玩具时，发出多个音节，我就去模仿她，和她一起发音。有一次，我尝试突然停下来，不出音，看看她会有什么反应。当她出声而我没有随即模仿她出声时，她立即把头转向我并看着我，这时我对她很热情地微笑。她很喜欢把卡片一一地放进卡片盒里，认完一张放一张（她认一张，我给她一张），放得整整齐齐。当认到小动物并且有相关儿歌时，我就会对着她唱。如《数鸭子》，我唱道："门前大桥下游过一群鸭，快来快来数一数，二四六七八，嘎嘎嘎嘎，真呀真多呀，数不清到底多少鸭，数不清到底多少鸭。"我唱完了，再对她说"ya"，她也仿说出"ya"。元元妈妈也说到，元元最近在家的发音也特别多。

不知不觉3个月的学习时间过去了，在老师与家长的帮助下，当下课我们和元元说再见时，她可以做到看着对方，做摆手的动作，表示"再见"。经常主动地"咿咿呀呀"地发出很多音，而且还会有意识地说出单个的词。她可以控制自己的情绪，不会经常地发脾气哭闹，可以让前台老师给她量体温，可以很好地坐小椅子上课，可以听老师的指令做简单的动作。音乐课上，她可以主动地模仿老师的动作进行音乐律动，可以和老师家长做简单的游戏互动，能听懂"下课了"，并且整理好玩具才离开教室等。而且，她脸上多了许多笑容，开心了许多，精神面貌也变了许多。不管是在个训课上的表现，还是集体课上的表现，她都有明显的进步。

下课了，我们老师会积极地和元元妈妈沟通和描述这一节课元元的表现和学习内容。如：新学的技能、新的进步点有哪些，不足的地方有哪些，课后需要家长配合的有哪些，都会和家长交代清楚。元元有了很大进步，愿意和我们大家接触与互动，这是一个好的开始，相信她有好的社交情绪和好的社交体验之后，会愿意学习更多的能力，进步得更快。

点评

对于刚刚开始训练的儿童，教师的入手点很明确，寻找儿童的强化物，与家长细致沟通儿童基本情况。本案例中教师通过儿童喜欢的儿歌与之进行发音方面的训练，达到了事半功倍的效果，让儿童在愉悦的状态下完成了较难的学习项目。对于儿童的注意力训练教师也有自己明确的要求，并且教师在课后与家长积极沟通儿童的情况，要求家长的配合，这点很重要。

34. 与暖暖相处的美好时光

初次见到暖暖的时候，他还只有 12 个月，给我最直观的感觉就是这个孩子非常瘦，由于早产，体质很弱，爸爸妈妈一直坚持给孩子做运动方面的康复。随着时间的推移，暖暖的模仿能力、认知能力、互动能力等均没有进展，与同龄孩子相差非常大，爸爸妈妈很着急。

暖暖的第一节课，由于暖暖不会走路，只能坐在宝宝椅里面开展教学，我们是在哭声中开始、哭声中中断的。课程只进行了 15 分钟，姥姥就接受不了了，很心疼孩子哭，担心孩子体质差会生病。接下来的第 2 天、第 3 天也是同样。在我与暖暖相处的这 3 次课中，我发现了很多问题：首先，孩子年龄很小，体质很弱；其次，看似没有任何强化物，孩子对玩具、食物等均无兴趣；最后，家长听不得孩子的哭声，心疼得要命。归纳之后，我联系了暖暖的妈妈，决定跟她更深入地谈谈孩子的下一步训练方式和方案。也许是家庭成员未达成一致意见，所以暖暖妈妈决定先暂停训练。

3 个月后，也就是在暖暖 15 个月的时候，妈妈再一次找到我，明确告诉我这次全家下定决心一定完完全全地配合我完成训练课程。有了来自这个家庭所有成员的充分信任后，我也动力满满地开始了我和暖暖的互动时光。开始的时候总是那么艰难，暖暖有着强大的眼泪储存系统，我也有相当强大的心理承受能力。寻找强化物这件事让我们颇费脑筋，最终发现他很喜欢听手机里的儿歌，但是如果是我来唱，效能并不高，只有每每拿出手机来放歌的时候，他的小眼睛才闪烁着别样的光芒。于是我用手机放歌来当强化物练习模仿拍手，从完全没有意识到可以自己举起胳膊的半辅助状态，经历了一段时间。正当我为孩子有一些进步而开心的时候，暖暖妈妈跟我反馈，看手机听音乐可能会导致暖暖晚上不睡觉。带着这个可能性，我与暖暖妈妈商量：之后连续两周的时间，我们都不用手机等电子产品听音乐，也不让孩子看屏幕，我们观察一下，是否是因为这个原因导致孩子不睡觉。与暖暖妈妈达成一致后，我们立即开始执行。在这两周的过程中，暖暖虽然不哭，但配合的动力几乎没有。两周时间一过，暖暖妈妈找到我，告诉我，晚上不睡觉并不是因为看手机的原因，可以继续用它当强化物。我也告知暖暖妈妈，我会不断挖掘暖暖对其他事物的兴趣，帮他把兴趣扩展。

我和暖暖每天继续努力着，半躯体辅助了一段时间，暖暖逐渐有了独立拍手的意识，对我来说感觉是一个很大的突破。接下来的一段时间，暖暖的无意识的"啊啊"声很多，用手轻拍他的小嘴，可以听到"哇哇"声，很可爱。于是我开始了模仿"打哇哇"。暖暖的手功能比较弱,抓取投放存在很大问题,前期我决定用我的手来帮他拍。模仿进行了1周的时间,小家伙在我做完示范以后,立刻主动来拉我的手放到他的嘴边,维持了一段时间,转为辅助他自己的手来做,效果很明显。暖暖妈妈几次看到孩子的进步都为他落泪了。接下来我的手机音乐呈现的时间有计划地开始缩短了,加入了游戏"蚂蚁上树"(挠痒痒)。之前暖暖对挠痒痒没有任何反应,如同在挠别人一样,随着训练的深入,以及与我的配合度越来越高,暖暖的脸上逐渐有了笑容,身体上也有很大的反应,经常变得超级开心,也会伸着胳膊要求再玩一会儿,演变成了另一强化物。另外利用手机,暖暖还学会了选择,开始时暖暖不懂"不要",给他物品他就会接住,然后马上再还给对方。刚开始的时候,我呈现两样物品:手机和小按摩球,无论手机放在哪边,他都会第一时间选对。几次成功得到手机之后,我故意把小按摩球放在离暖暖近的位置,只要他拿小按摩球,我就不会给他手机作为强化。辅助几次下来,小家伙找到经验了,再给他小按摩球,他会推走,不会去拿了。

在暖暖每天开始训练时,暖暖妈妈总会贴心地给暖暖准备一块小手绢儿,起初是为了给暖暖擦眼泪、擦口水。后来暖暖都可以很好地控制眼泪和口水了,小手绢儿则变成了我们的教具,"把手绢儿给我"这句话经常出现在我们的互动中,暖暖的反应速度越来越快,无论放到什么地方,他都可以找到。当有一天,我在桌子上放了一个小汽车和这块小手绢儿时,我对暖暖说:"把手绢儿给我。"他真的没有出错,而且第二次也拿对了,我又换了位置,他仍然拿对了。暖暖妈妈看到了这一幕感动地哭了,她说她真的没想到暖暖可以做到。平时的潜移默化,慢慢渗透很重要,孩子内在的变化需要量的积累,才可以得到真正意义上的质的飞跃。接下来,我把小手绢儿放在盒子里并倒扣在桌子上,露出小手绢的一角,暖暖可以很快地发现并拿给我。但如果没有露在外面暖暖就会找不到了,即使我在露和不露之间穿插轮换来做,暖暖的意识信息还是达不到连接,我们还需要继续加油,相信很快会做到的。

到现在暖暖可以独立行走了,虽然稳定性还不是很好,但他的兴趣明显多了很多:他可以独自摆弄一会儿小按摩球,捏一捏拍一拍;会趁我不注意的时候伸手去拿桌子上的卡片,很喜欢我给他念卡片,很认真地听,很认真地指,如果我说吃一口,他会张着小嘴凑过来;给他唱儿歌的时候,会主动模仿我拍手的动作,样子超级可爱。随着模仿意识的逐步提高,现在的暖暖可以连续模仿两个简单的动作了,如拍手、拍桌子,很让我们欣慰。

暖暖的妈妈现在在家中都会按照我课后布置的训练任务认真地给孩子练习,孩子的进步需要我们相关人员一起努力,单单靠其中的一方面都是达不到预期效果的。尽管暖暖的整体能力非常薄弱,进步很缓慢,但妈妈从未放弃,永远都是满满的正能量。我们通过前后定期对比的录像会发现,暖暖在不断地进步,在每个阶段都有或多或少的提升。这一系列的变化也给了我很大的信心和动力,我愿与暖暖一同成长，相伴而行，温暖一路。

点评

  该个案思路清晰，层次分明，专业性和理论依据较强，但与大多数个案不一样的是始终把幼儿的身体和心理发展特点和特质当作康复训练的第一要素考虑，情理交融，暖意满满！专业性方面：一方面老师善于从细节入手去发掘孩子的强化物，并且采用动机教学，幼儿能够主动配合老师学习并且很努力；另一方面抓住了幼儿的关键技能——模仿，模仿能力是儿童开始学习的先备能力，最后互动游戏的设置使得幼儿对他人的关注度大大提升了。在幼儿康复的过程中，老师还把家长心态的调整以及家长意见的采纳都加入康复训练的每一个环节里，易于被家长接纳和信任。建议是：考虑到幼儿的实足年龄较小，可以把训练场所扩大到孩子觉得舒服并且易于训练的每一个地方，同时对家长的现场指导也能够使相应技能在自然环境泛化，帮助家长在家庭环境中开展训练。

35. 果果说"不关门"

果果，男孩，3岁。果果认知能力较好，可以指认常见水果、动物及日常用品，可以理解简单指令及对话，如"回来坐好""把某某给我""去拿某某""去找某某"。没有语言，所有表达全部都是"嗯嗯"。

2015年他来到机构训练。"宝贝，和老师握握手吧。"我只是短暂地握握他的小手，进行了一些简单的互动以后，果果和我一起进入个训教室。刚进入陌生的环境，果果表现得很不安，没一会儿就委屈地哭了起来。我开始尝试用各种各样的方法，但果果都表现得没啥兴趣。我把果果从椅子上拉起来，想要让他自己去寻找一些感兴趣的东西，他却拉着我朝着门的方向走去。我担心他跑远，随手把门关上，结果他哭得更大声了。我赶忙把门重新打开，接着放了一首儿歌。接下来我看到他逐渐安静下来，并且不再哭闹，我知道我终于找到了他喜爱的事物，就是听儿歌。

我们的常规训练开始了，果果表现得一天比一天棒，配合的程度也一天比一天高，他甚至一整节课都可以平稳地保持积极的情绪。直到有一天，我领着果果进入个训教室开始上课，刚把门关上，他就哭了起来。开始我以为是孩子情绪反复无常，今天不开心所以不喜欢上课，诱哄着他去了其他教室上课，情绪平稳后又带果果回到了个训教室。然而门刚关上，果果又开始哭闹不安起来，这次他自己还搬小椅子开门。由于个训教室门是向里开，他的椅子堵在那里根本打不开。我帮助他开门以后，他就拉着我向外走。出门以后，我指着不同的教室，无论去哪儿他都同意，也没有排斥，我说回去他也点头。回去后我随手关上了门，果果又开始哭。我试探地打开门，果果停住了哭声，我又关上了一点，果果带哭声摇着头"嗯嗯"。看到他的动作，我似乎明白了——原来果果是害怕关门。前几天，个训教室的空调坏了，我怕宝贝热，所以上课时一直都是打开门和窗户的。空调前一天修好了，所以我今天关上了门。

下课后，我和果果妈妈交流的时候，果果妈妈告诉我，他在家也不让关卧室的门。来到机构后，在集体课的大教室时他也会有些不安，时常朝着门的方向看。后来通过我和果果妈妈的观察和沟通，发现果果只有在相对较小的屋子里关门会感到不安。只要关上门，果果就会哭闹发脾气；而每次持续时间的长短就取决于什么时候开门，在集体课上也影响他的注意力。

就这样我们决定针对果果无法接受关门的行为进行干预，计划开始实施。

个训课时，我们依旧是开门上课。在做了一些常规认知教学以后，为了转移果果的注意力，我带着他去了其他屋子，回来的时候告诉他去拿自己喜欢的玩具，吸引果果注意的同时把门关上。让我高兴的是他并没有哭，我慢慢地收回玩具，果果还是没有反应。我正暗自庆幸的时候果果回头看见门关上了，"哇"的一声就哭了，同时手还指着门发出"嗯嗯"的声音。这次计划以失败告终。

再接再厉，再次进个训教室的时候我悄悄地把门关上了一点，开始时宝贝会不断地回头看，慢慢地他就接受这样的距离了。第一天的目标达成。与此同时，我在地上贴了不同颜色的线（红、黄、蓝、绿），每一条线离关门的距离越来越近。利用差别强化的方法，在教学任务里也会加入听指令"开门/关门"，在果果每次能完成任务时会给予强化。每天把关门的距离缩短。就这样又过了两天，门已经关到一半的距离，果果没有表现出排斥的态度，前3天圆满完成目标。然而，我还没来得及高兴，在第6天的时候困难出现了。果果不能接受把门再关上一些，于是我又把门打开定位在前一天的距离，这样保持了两天以后，我又试着把门关上了一点距离，果果接受了。

现在离关门的距离越来越近，难度也随之增加。不能太着急，后来每次缩短关门距离，我都会保持在两天以上，同时继续让果果听指令把门关到不同的线上。今天上课的时候我和果果进去以后我随手关上门，同时吸引果果的注意，让他看看篮子里面是什么，然后在互动中让果果不要去关注门的状态，但孩子的注意力不可能整节课都跟随着老师，在果果转向门那边的时候我的心也提了起来。之前就做好了准备，在果果接受不了的时候退回前一天的状态，用他最喜欢的触觉球安抚他。就在我准备就绪时，果果只是看着门没有什么太大的反应，我看他表情稍有些变化的时候，赶紧抓回了他的注意力继续教学任务。这个时候我会穿插一些果果喜欢的互动小游戏或者已经掌握的教学内容，让宝贝更容易得到强化物，利用这样的满足感从而代替心里不舒服的感觉。这天我们关着门上了半节课，然后又打开了门。下课后，我高兴地告诉果果妈妈今天上课的成果，她很高兴。但是我还是嘱咐她不可以操之过急，成功是需要努力才能逐渐完成的。果果现在在个训教室能接受关门上课，但是在家也要试试看。这就是我们一直强调的泛化的重要性。

第二天在个训课上继续加长关门的时间，下课果果妈妈对我说："老师，不行啊，昨天关门以后果果哭闹很严重。"果然我们的宝贝对环境泛化较弱，我把具体实施的方法告诉了果果妈妈，让妈妈回家观察一下，如果宝贝真的对环境需要泛化，可以按照我的方法重新进行一次。我特意强调要循序渐进，不可着急。1周后，果果妈妈有些小郁闷地和我说："明明这几天练习关门都好好的，昨天却哭个不停。"我让果果妈妈把这几天的情况详细和我说了一下。我听到了问题所在，是果果妈妈太过着急了。之前一直很好是因为妈妈也在循序渐进地关门，然而在最后最困难的时候妈妈着急了，看到前一天能关上一半的门后第二天就把门全部关上了，距离越近难度越大，而妈妈却没有给宝贝足够的适应时间。我又和果妈妈强调了这一点，果果妈妈恍然大悟，回家重新来过。又过了 3 天，妈妈告诉我，果果现在已经不怕关门了。

因为有果果妈妈在家的配合，我们的计划进行得很顺利，而且效果不错。现在果果不管在什么环境中都已经不怕关门了，还可以很好地听从指令。

点评

家长是孩子最重要的老师和引导者，每日与孩子相处的时间也最长。家长对孩子的教导方法是否科学有效，直接影响到孩子的长远发展。作为老师，我们总是要面临和家长讲解泛化的重要性和具体的实施方法的状况；然而，对于家长而言，这也是最让他们头疼和容易犯错的环节。文中果果惧怕关门的问题，虽然暂时得到了解决，但是仍然需要注意在不同的环境中进行泛化。家长与教师应及时地沟通，才能及时发现问题和解决问题，才能避免文中果果训练项目的反复和出现不良情绪的问题。

36. 小哲"拉火车"

　　小哲今年 2 岁半，理解和认知能力不足，有简单的言语，发音很清晰，但不能与他人进行有效的语言交流。小哲很喜欢数字和声光物，当有人数到数字时，他经常跟别人一起数数，当别人停止数数时，小哲仍然在数数。他还喜欢儿歌，并且对有声光的强化物依赖性强。当出现声光时，他双手舞动异常兴奋。在课堂上，他经常坐不住，不能按时完成老师布置的任务，还经常爬上爬下去寻找自己感兴趣的事物。课堂规矩较差，缺乏有效的注意力，经常仿说老师下达的指令或者言语。小哲是 2015 年 10 月 12 日来到阳光友谊儿童康复训练中心接受训练的，他的课程安排为 2 节个训课和 4 节集体课。接受 4 ~ 5 个月的训练后，小哲有明显的进步。刚入园时，日常行为规范极其不好，坐在小板凳上难以维持到一个项目的完成，现在基本可以维持 2 个项目甚至一节课。他自言自语的行为和仿说他人的指令或话语明显减少，基本上可以听取老师的指令完成相应任务。

　　小哲"拉火车"的事情是在上完我的个训课，也就是 2016 年 5 月 16 日，跟小哲妈妈交流的过程中，小哲妈妈告诉我的。她向我求助："韩老师，小哲最近在音乐课上特别排斥'拉火车'的游戏，自己不愿意拉别人还不让别人拉他，一进行'拉火车'游戏就出现哭闹的情况，怎么都不行。"我说："好的，下节课我来练练他的'拉火车'。"第 2 天，上课的前 3 分钟，我先解决他不拉别人衣服的问题。我叫上跟他同组的 A 小朋友和一个辅助老师一起走进教室。我先安排 A 在前面，小哲在后面拉住 A 的衣服，先试着吸引注意力并下指令："开始拉火车。"小哲松开了 A 的衣服并哭闹。所以，我让小哲尝试独立"拉火车"失败了。等小哲的情绪缓和后，我和辅助老师配合，我下指令："拉火车，1、2，1、2……"→辅助老师辅助小哲的手去拉 A 的衣服并在教室里转了一圈→立刻得到强化（好吃的）。期间小哲还是会出现不配合的情况。在小哲吃完强化物，回合间歇结束后，我又进行了两轮的小哲"拉火车"的回合式教学后，小哲的反抗以及哭闹的行为有所减轻。根据小哲的情况调节辅助等级，辅助等级由高到低，又进行了几轮训练后，我们开始了正常课堂上的项目学习。下课后我跟小哲的妈妈进行交流并将过程和方法告知，让小哲的妈妈在课下跟小朋友或在家里跟爷爷奶奶练习一下。小哲妈妈说："好的，我试试，希望有效果。"我跟小哲妈妈配合在家和学校同时进行训练。2016 年 5 月 18 日，我再进行小哲"拉火车"的回合式教学的第 3 轮的时候，小哲出现了在老师的指令下无辅助可以独立"拉火车"的情况。我把这个好消息告诉了小哲妈妈并让小哲妈妈在生活中进行泛化。小哲妈妈很开心地说：

"太好了，这样可以先让他在最后一个拉着别人，上课不哭闹就行，要不然多影响其他小朋友上课啊。"就这样，小哲在音乐课上排在最后一个进行着"拉火车"的游戏。

接下来就是解决小哲在"拉火车"游戏中被拉的问题。2016年5月19日，我采用同样的方法进行回合式教学。我叫上了同组的A和B两个小朋友和一个辅助老师，让小哲站在A和B中间的位置。同样我先试着让小哲独立完成被"拉火车"的游戏，小哲出现了一只手拉着A的衣服，另一只手用力地甩开B小朋友的手并哭闹的情况。独立"拉火车"又失败了。等到小哲的情绪缓和，我先让A和B小朋友两个人进行"拉火车"的游戏。他们在教室里转了一圈后，我对"拉火车"的两个小朋友进行了强化，我说："A和B两个小朋友'拉火车'了，特别棒，老师奖励吃好吃的。"我同时把好吃的在小哲面前晃了晃吸引其注意力。接着我和辅助老师配合，我先下指令："'拉火车'开始，1、2，1、2……"→辅助老师辅助小哲拉着A的衣服，B拉着小哲的衣服在教室里走一圈→立刻进行强化（奖励好吃的）。按同样的方法又进行了几轮训练后，我们就开始了正常的课堂教学。下课后，我跟小哲妈妈进行交流的时候，我把具体的情况和同样的方法告诉了小哲妈妈，小哲妈妈说："其实，我在家时用同样的方法练过小哲被'拉火车'，但是小哲在家里老是跑开去玩别的了。"我说："这回为什么会这样，是干扰物太多、强化物失效。还是方法不到位？在家怎么练习的？"小哲妈妈说："估计是强化不及时，我在家的时候有时候着急，辅助两圈强化他一次。"我笑笑说："是有点着急，当小哲转完一圈的时候就应该及时强化，遵从强化的即时性。"小哲妈妈说："好的，我回去慢慢练，谢谢老师。"这样的训练要比上回的训练持续的时间长。在训练的过程中，小哲偶尔有情绪爆发，不配合的时候，但是我跟小哲的妈妈协调一致坚持做小哲被"拉火车"的回合式教学。到2016年5月23日，小哲基本上可以被"拉火车"了。在"拉火车"的过程中，虽然小哲在"拉火车"，但是还是会有哭哭啼啼的情况出现。小哲妈妈反映，虽然小哲能"拉火车"了，但是哭哭啼啼的声音会影响其他小朋友的情绪。在训练的过程中，这种情况还是会出现，但出现的次数以及频率在减少。到了2016年5月24日，在跟小哲做被"拉火车"的回合式教学过程中，小哲一直没有出现哭哭啼啼的情况。为了保证小哲的问题能够彻底被解决，训练持续到2016年5月25日。当小哲再没出现哭哭啼啼的情况后，我将这个好消息告诉了小哲妈妈。小哲妈妈很开心地说："上课赶紧给他试试'拉火车'，谢谢老师。"当天小哲的妈妈很开心地告诉我："小哲在课堂上已经可以独立地'拉火车'了。"我和家长都很欣慰，我说："真好，又帮您解决了一桩难题。"

这就是小哲"拉火车"的故事。我很开心能够帮家长成功地解决难题并跟大家分享。无论是在生活中还是在学习上，小朋友问题的解决单靠家长或者老师一方面，可能问题很难解决。家长和老师多沟通交流，在小朋友的问题上协调一致，才可能把一个大问题变成小问题，直到变成不是问题。最后希望老师和家长为小朋友的进步共同努力。

点评

　　通读全篇，整体感觉就是如果想要培养儿童的某项能力或是纠正儿童的某个行为问题，老师和家长必须在处理问题及教学手段上要协调一致，这样才能取得良好的成果。同时教师在更改辅助策略、教学方法或内容时也要和家长时刻保持沟通，便于对儿童能力的变化做出良好的应对。从文章中可以看出老师还是具备一定的教学经验的，当儿童在训练中出现问题时能够及时地做出调整，不慌乱，以便更好地适应儿童的能力。同时老师和家长能够进行沟通讨论，这样的做法也是非常值得赞许的。

37. 顺顺穿珠子的故事

顺顺，男孩，3岁半，据家长介绍，在家能主动和爸爸妈妈交流，能自己说出童谣，会自发提问等。在实际的教学环境中，顺顺对新环境的适应能力较差，情绪较为激动，家长所说的自发性提问也仅仅是在陌生环境下反复问"妈妈去哪儿了？"这种习惯性提问不具备应有的功能，即使告诉他"妈妈在楼下等顺顺，下课就可以看见妈妈了"这样的回答后，顺顺也只会反复重复"妈妈去哪儿了"的提问。顺顺在课堂上总会有逃避行为"尿个尿"（事实上并没有尿意），能进行简单动作模仿，能执行一步的动作指令，精细动作能力的发展较差，也不能和老师进行简单的互动性对话。他2015年11月13日来到中心训练。我们给他安排了全天的课程，包含1节个训课和5节集体课。经过1个月的训练，顺顺已经能和老师进行较好的配合，并能与教师完成个人基本信息的交换，能向老师主动要一样东西，对于不想要的东西或活动能表示拒绝，并能执行两步指令。顺顺的综合能力都有了很大的提升。

就在家长和我都很欣喜的时候，一件事情发生了。在2015年12月8日到2015年12月15日期间，顺顺因病没能到机构上课。病好后顺顺带着灿烂的笑容走入了教室，并主动回应了老师的招呼。一节个训课下来一切都很顺利，顺顺的配合度很好，教学内容也都及时有效地完成了。下课后，我如实地和家长交流了顺顺上课的表现以及嘱咐了家长回家后应强化练习的项目。就当我准备离开的时候，顺顺妈妈把我叫住了。她表情很为难但又不知如何开口。我便问："顺顺妈妈，有什么事情我可以帮你吗？"顺顺妈妈这才说出了她的难题："在家里，我本来想给顺顺练习一下穿珠子，加强一下他的精细动作能力，但是顺顺一看到我把珠子拿出来，他就直说'不要穿珠子'，而且边跳边说，要么直接躺在地上哭闹起来。我实在没有办法，您看能不能在课上帮我练习一下。哪怕是让他不再排斥穿珠子，这样在家里他也不会有这么大的情绪反应。"看着家长为难的表情，我就答应试一试。

在上课之前，我和顺顺的精细课老师进行了沟通，评估了顺顺的精细动作发展状况。顺顺能双手配合完成简单活动并能保证在进行手部活动时，眼睛能关注到所使用的物品，但顺顺对于软线塞入珠子洞眼的能力尚显不足，所以我决定使用端口为硬木棒的绳子进行穿珠子练习。课堂上，我们先进行了一些复习项目，感觉顺顺的情绪较好，引起顺顺的注意后，我顺势拿出了串珠，"看，今天有一个新玩具——串珠。"我一边说，一边拿出一颗珠子穿了起来，顺顺并没有哭闹或排斥，而且还一直看着我穿珠子。于是我拿着一颗珠子，并把绳子给顺顺，"你也来穿一下吧。"我全躯体辅助顺顺把绳子穿过珠子的洞眼，立即强化："哇！顺顺好棒，穿珠子了。"我同时立即给予强化物（薯片），顺顺也很开心。就这样，顺顺成功完成了穿珠子活动。随后我们穿插练习了其他维持项目，重新引起顺顺的注意后，我下达指令"穿一颗珠子"，并全躯体辅助顺顺把绳子对准洞眼，然后让顺顺自行完成剩下将绳子穿过洞眼的步骤。令我惊叹的是，顺顺自主完成了任务，我及时强化了顺顺的穿珠行为并给予了强化物（薯片）。就这样，课堂上运用回合式教学方法进行了多个回合的反复练习，同时运用由高到低的辅助方法，使顺顺逐渐接近目标行为，并穿插练习了学习项目和维持项目，直至下课。课下，我和顺顺妈妈交流了顺顺的表现并嘱咐她回家后练习的方法，顺顺妈妈带着笑意牵着顺顺回家了。

翌日，上课铃声响起，我依旧下楼去接顺顺，就当我牵起顺顺的手准备上楼时，顺顺妈妈向我阐述了回家练习情况："在家里，我拿出串珠他反应倒是没有那么强烈，虽然还是有点不愿意但也没有哭闹，当我给他串珠要求他穿上一颗时，他就直接跑走了，结果也没有练习成，李老师，您看看能不能再给顺顺练习一下？"因为已经上课的原因我打算下课后再详细询问顺顺妈妈具体的情况，答应顺顺妈妈的请求后我和顺顺就到楼上上课，先是进行了维持项目，然后进行了学习项目，感觉顺顺逐渐进入学习状态，我把串珠拿出来，同样先引起注意，下达指令"穿一颗珠子"，使用半躯体辅助方法（因顺顺在回合式教学中两个小节的通过率为80%，经过试探降低了辅助等级）将绳子对准洞眼，顺顺穿好珠子，给予强化（小汽车）。顺顺很顺利地完成任务，并反复练习。下课后，我和顺顺妈妈说明了课上的情况，并询问了她在家是如何下达指令及辅助的。妈妈告诉我，她把串珠拿出来后直接要求"顺顺把珠子穿上"，并没有按照老师的要求辅助顺顺将绳子对准洞眼，怪不得顺顺在家没有完成此项内容，直接跑掉了。因为指令的一致性及辅助方法都被忽略，所以顺顺没有完成任何一个回合操作。我重新和顺顺妈妈说明了顺顺目前的实际能力状况——顺顺目前不能独立完成穿珠子，在绳子的使用上也要选择硬头的绳子，在下达指令上要和课堂上的指令统一，同时辅助顺顺将绳子对准洞眼，穿过珠子后及时强化顺顺穿珠子的行为，给予强化物，使他能体会到成功。我手把手教顺顺妈妈演练了一个回合，并强调了注意事项，要求她回家按照刚才所练习的带着顺顺试试，为了避免在家使用软绳，我把上课使用的串珠也交给了顺顺妈妈。

第二天上课，妈妈把串珠交给我并面露喜色，"李老师，我成功了，昨天晚上顺顺和我一起穿珠子了！"看到顺顺妈妈兴奋的样子，我也很高兴，我又仔细询问了一下情况："顺顺是在您的半躯体辅助下完成的吗？"顺顺妈妈表示，下完指令后看顺顺没有反应就手把手地辅助顺顺完成了穿珠子。因为顺顺配合得很好，也没有在乎具体的辅助方法。我和顺顺妈妈再次沟通了具体的指令和辅助等练习方法："要相信孩子，放开手，不要所有的事情和项目都手把手地教他去做，给他少量的辅助其实他是可以很好地完成任务，直至达到独立的。"顺顺妈妈也觉得是自己过多辅助了，欣然答应了我的建议和要求。

就这样，两个星期时间，顺顺妈妈主动向我反映了顺顺在家练习穿珠子的过程，我也及时告知她要降低辅助等级，直至顺顺独立完成了穿珠子。为提升顺顺穿珠子的能力，绳子也由端口为硬木棒的换成了软绳的。妈妈和我都为顺顺能有这样的进步而高兴。其实，老师的目的和家长的目的都是一致的，都希望孩子每天都有进步，突破自己，提升自我。只要家长能和老师多沟通一点，勇于放手，多注意教学方法和教学技术的使用，孩子就会有更大的进步，收获也就更多。

点评

本篇从整体来看，清晰地描写了教师运用塑造帮助儿童建立穿珠子的新行为，同时也让读者看到儿童对穿珠子从排斥到喜欢、从不会到会的过程。文中明确地说明了训练过程中对于指令的下达以及辅助方法使用的重要性，这也是老师能够快速让儿童喜欢上穿珠子而家长不能的原因。在顺顺学习穿珠子的这个过程中，虽然老师已经告知了具体的辅助方法但家长还是太过着急以致忽略了很多细节，比如：儿童能力的变化以及排斥穿珠子的原因，辅助等级要由高到低，并适时撤销辅助。所以要谨记，训练中一定切勿急躁，循序渐进，制定符合儿童的教学内容，使用正确的教学技术。

38. 不爱吃饭的小小

小小，男孩，年龄4岁，喜欢玩球，刚到机构时能仿说3～5个字的句子，有一些简单的认知，比较活泼好动，家里和爸妈以及爷爷一起生活。在经过一段时间的康复训练后，小小有了很大的进步，可以回答一些常见的疑问句，会提出一些基本要求，能认识常见事物，可以独立地命名，知道常见物品的功能、类别、特征、属性等，上课配合度极高，学习状态良好。而不爱吃饭这件事，是通过小小爸发给我的一段视频引出来的，这则视频的标题是"小小不爱吃饭"。

视频中的场景是小小家，客厅与饭厅是相通的，客厅里到处都是小小的玩具，大到蹦床，小到玩具汽车……

在视频中，小小却并没有安稳地坐在椅子上，而是在饭厅和客厅之间来回跑，动动这个，弄弄那个。小小妈端着碗在身后跟着，不断地诱哄："宝贝，吃饭啦，是你最爱吃的粥，快吃一口，等等。"小小在玩的时候偶尔会看妈妈一眼，想吃了就凑过来吃一口，可大部分的时间都是对妈妈不理不睬，有时候妈妈生气了，把他强制拉到饭桌前，可小小吃了两口，又跑了，妈妈就继续端着饭碗去追。将近20分钟的视频，反反复复全都是妈妈和小小的吃饭大战，中途还有一次差点把碗打翻了，即使这样，小小也没有吃进去多少。

第二天，小小的爸爸带小小来上课，我还没来得及提起这个问题，小小爸爸便主动问我："李老师，您看到我发给您的视频了吗？"可见小小爸爸对小小吃饭问题很是头疼，也很着急。

我说："我看过了，但只有一段视频，并不能直接分析出小小不爱吃饭的具体原因，所以还是需要您再说一些具体的细节。"

于是，小小爸爸就跟我详细说了小小在家中存在吃饭困难的问题："他特别不愿意坐在饭桌上吃饭，如果有他喜欢的玩具才可以坐下，坐下后也不会自己吃，就是以玩玩具为主，喂到嘴边的饭也不一定就会吃，如果不给玩具就不愿坐下，经常四处乱跑，妈妈怕他饿着，所以妈妈端着碗四处追着喂，就是视频中妈妈呈现的状态了。"

我问他："那如果小小不吃饭，会饿肚子吗？"

小小爸爸说："不会，他如果不好好吃饭，我们怕他饿着，经常会给他吃一点零食，喝牛奶。"

对此，我给了他一点建议："吃饭其实是很多孩子都存在的问题，抛开导致他不吃饭的生理因素，剩下的多是家庭带养方式出了问题。"小小爸爸并不能理解我说的意思，然后我同他进行了下一步的分析。

"小小吃饭的环境里有太多他喜欢的物品，对他的干扰太大，而且不好好吃饭，反而会得到喜欢的零食，所以他才不会安稳地坐下吃饭。"

小小爸爸听过我的话之后理解了我所说的带养方式问题，并表示了赞同，然后问我："那以后不给他吃零食，他就会好好吃饭了吗？"

我摇摇头："停掉小小的零食并不会让他可以坐下来安稳地吃饭，如果想让他有一个良好的用餐习惯，首先要从他的用餐环境入手。"然后我提出了初步的要求：首先要先将饭桌周围的环境进行彻底的整理，将小小的玩具跟饭桌隔离开，同时在小小吃饭前将玩具收回去，等小小吃过饭之后才给他，即使小小不愿意吃饭，也需要坐在饭桌上，直到家人一起吃完饭才可以离开，先建立他良好的用餐礼仪；其次，即使他不吃饭，也不给他吃任何零食，尤其在吃饭前1个小时，不给他任何零食以及可以饱腹的奶制品，即使小小吃得很少，也不在饭后给他吃任何零食，但由于小小正处于长身体阶段，无法长时间使用饥饿法，所以在小小表现出饥饿后，可以再为他提供一次坐在饭桌上吃饭的机会。

小小爸爸听了我的建议后，欣然接受，并且表示回家后会按照我的要求去做，过了1周，小小爸爸再一次发了视频给我。这次，视频的名称依旧是"小小不爱吃饭"。我有些惊讶，难道我的建议没有用吗？然后，我打开了视频。

视频中，场景依旧是小小家，原本满地的玩具已经不见了，小小正安稳地坐在饭桌旁边的儿童椅上，面前放着一副儿童餐具，碗里面是面条，小小正在用筷子挑着面条吃……

那为什么还是"不爱吃饭"这个标题呢？看完视频，我便明白了，原来小小使用筷子的手势不太标准，小小妈妈便不时地去摆弄小小的手，让他保持正确的手势，结果这个手势小小运用得并不顺利，半天吃不到，最后直接将筷子扔下了，坐在椅子上乱动，挣扎着要跳下去，于是，视频定格在小小妈妈把小小按在椅子上的画面。

第二天，小小爸爸又过来找我。这次，没等他开口，我先问了他一个问题："小小是什么时候开始学习用筷子吃饭的？"小小爸爸没料到我会问他这个问题，但还是回答了我："大概两个月了。"

然后我抓到了问题的关键：小小刚开始学会使用筷子，对筷子的使用还不是特别熟练，缺乏泛化练习，小小妈妈在吃饭时总是纠正他用筷子的手势，长时间下来，小小的自信心受到打击，就不太愿意吃饭了。于是我建议小小爸爸："在小小吃饭时，尽量不要去干扰他，先不管他的姿势，把使用筷子和勺子等一些用餐礼仪作为学习项目进行练习。"小小爸爸同意了。我在课上也会有意地加入一些简单的手指游戏，对小小的手指灵活性进行一些练习。

过了1周，我再对小小不爱吃饭的问题进行了回访，小小爸爸很高兴地跟我说："小小现在已经改善了很多，基本可以在吃饭的时间安稳坐在饭桌上吃饭，而且能自己吃，但有时候仍然会因为饭菜不合口味而挑食。"

对此，我给小小爸爸的建议是："在给小小建立良好的用餐习惯时，先从他喜欢的食物入手，慢慢地再加入他不喜欢的食物，并且不能要求他必须吃掉，避免给他造成太大的压力。"

小小爸爸欣然接受了我的建议。1 个月之后，小小爸爸再次给我发了一段视频，视频的名字是"小小爱吃饭"。视频中，小小吃饭特别认真，原本稍显别扭的手势也有所改进。直到现在，小小已经可以很好地吃饭了，原本偏轻的体重也有所增加。

很多时候，家长对孩子的带养方式或多或少都会存在一些问题，但这些问题不是无解的，只要及时与老师沟通，并且按照老师的建议进行改正，孩子的进步就会很大。

点评

提到与孩子有关的话题时，总是能引发我们的各种思考，而"孩子不好好吃饭"这一状况貌似成了许多家长的困扰。本文讲述的就是老师通过家长的反馈以及视频记录，开始为小小的家长支招。老师提出的建议全面而细致，从吃饭环境的设置到家庭带养方式的改良。从"填饱肚子"的基本生理需求到"良好的用餐习惯养成"，随着这一步步的引导，小小也实现了从"不爱吃饭"到"爱吃饭"的转变。在这一过程中，我们发现，除了孩子自身不配合的问题，更多的是我们作为家长引导方式的不当，比如在小小已经开始专心饮食后被妈妈反复纠正握筷子的姿势，以至于孩子满满的挫败感而不愿再去"好好吃饭"。其实，不只是孩子吃饭的问题，其他方面我们也可以从这一案例中得到启示。

39. 悦悦的音乐社交之旅

悦悦是一个4岁的小女孩。在悦悦2岁半的时候，妈妈发现悦悦有孤独症倾向。随后，妈妈就把悦悦送到了机构进行训练。悦悦在日常生活中常用语言理解不错，安静且容易害羞，喜欢听音乐。每当听到自己喜欢的音乐时她会安静地摇摆身体，还总喜欢眨着大眼睛到处看，显然对许多东西充满了好奇。随着训练的介入，悦悦的进步明显，可是大家都说悦悦"太乖了"，总是习惯于"躲闪逃避"。通过对悦悦的观察及分析，以及对音乐选择和家长及周围小伙伴的沟通，我们想要通过音乐游戏的形式来引导悦悦接受他人的互动并逐步尝试与人沟通。就这样，我们开启了一段和悦悦的音乐社交之旅。

初始阶段，我们想要引导悦悦接受他人的身体碰触。在这一过程中，我们采用了奥尔夫音乐里一些轻柔舒缓的歌曲，如《擦桌子》和《小胖腿》，歌词浅显易懂："擦，擦，擦桌子，擦来擦去擦干净。""小胖腿，小胖腿，摸摸宝贝的小胖腿。"跟随音乐玩的时候，老师做的事情就是引导妈妈对孩子进行身体的碰触，包括对孩子的腹部或是背部进行按摩。肢体接触的部分选择悦悦的舒适区。活动过程中悦悦可以随心仰躺、俯卧或是坐着，只要悦悦愿意接受碰触即可。实践证明，音乐的魅力无穷，没多久，悦悦能够达到在妈妈或老师动作提示下翻转身子，甚至跟随音乐主动拉家长或老师的手要求按摩肚子，或主动翻个身享受背部按摩。悦悦在这一过程中安全感得到满足，并享受到了与他人共同游戏的乐趣，同时也接受了我们的近距离碰触。即使这一过程花费了一段时间，但是悦悦身上还是发生了一些变化，在与他人互动时宝贝已经很少像之前一样总是躲在妈妈的身后了。

悦悦接下来的社交之旅，主要做了两件事情：一是在老师的陪伴下，我们对悦悦的玩伴儿进行了泛化，引导孩子接受妈妈和个训老师以外的其他人的碰触；二是对于和悦悦的近距离碰触，由孩子的"舒适区"逐渐过渡到"敏感区"。这一阶段我们采用的是《小白猪》和《小白兔》此类神经末梢触觉的歌曲游戏。如《小白猪》："有只胖胖的小白猪，白天黑夜睡呼呼，噜噜噜噜噜噜噜，快快起床吃饭喽。"前两句引导悦悦的玩伴儿触摸悦悦的手，"噜噜噜噜噜噜噜"的时候根据音乐节奏分别去"拔"孩子的5个手指头，最后一句去挠痒痒。挠痒痒的时候我们还尝试了变换不同位置，如脖子、头、肚子。几次之后，我们惊喜地发现，孩子会在老师挠痒动作出现前做出防御的动作。相对于《小白猪》，《小白兔》更加能触及孩子的敏感区域。《小白兔》的歌词相对复杂些："5只小白兔，长得胖嘟嘟。

老大爱吃草，肚子圆鼓鼓；老二爱睡觉，睡觉打呼噜；老三爱唱歌，哆瑞米发嗦；老四爱跳舞，扭扭小屁股；老五长不大，大家都照顾。长呀长呀长呀长，长呀长呀长呀长，永远长不大呀，大家都照顾。"这个过程我们引导悦悦脱掉小鞋子和小袜子，接受别人对她脚部的触摸。"老大""老二""老三""老四""老五"分别对应孩子的5个脚趾，跟随音乐对5个脚趾进行揉捏按摩。在这一过程中我们遇到了不曾预料的状况：为了加强刺激我们预想的是引导光脚丫参与游戏，但是宝贝明显不买账，不愿脱鞋。通过与妈妈的沟通，我让妈妈帮忙进行相关睡前游戏。在悦悦逐渐意识到游戏的乐趣后，悦悦也逐渐由穿着袜子接受触摸到自己主动把小脚丫伸向玩伴儿。

在悦悦接受他人之后，我们开始了悦悦对他人的关注与配合的引导。这一时期悦悦已经把指导老师当成了强化物，每每看到老师都会露出甜甜的微笑。我们选用了《三条鱼》《伊比呀呀》等可以引导激发孩子由被动接受向自发的关注和配合进行转变的音乐。前期我们建议妈妈及其他悦悦的玩伴儿先握着宝贝的手引导，逐渐过渡至模仿小鱼游的动作，直到悦悦跟随音乐主动找妈妈碰头、拥抱。在进行《伊比呀呀》这一音乐活动时，我们介入了指令，引导孩子跟随音乐和悦悦的玩伴儿一起"拉拉""跳跳""拍拍""转转"等。在悦悦熟悉了音乐后，我们还尝试引导孩子做出她想做的动作，例如当我们"伊比——"等待的时候，悦悦主动和老师拥抱了。之后，悦悦给了我们更多的惊喜，"亲亲""摸鼻子""伸舌头"，悦悦已经开始"发明"游戏内容了。我们感受到，从这个"抱抱"开始，悦悦对于外界及他人的关注明显增多。对于悦悦的社交之旅来说，这是一个里程碑。

紧接着，我们想要提升的是悦悦在与他人互动过程中稍远距离追寻和对指令的快速有效执行的能力。这一阶段，悦悦最爱的音乐是《白胖鸭》："嘎嘎嘎嘎白胖鸭，一摇一摆回到了家，站在院里叫妈妈，妈妈妈妈我回来啦！"我们先引导悦悦和玩伴儿进行"拍肚子""摇摆""招手"等动作模仿，最后一句玩伴儿跑远，引导悦悦去追寻玩伴儿。在活动中，悦悦的追寻距离由近到远，由提示过渡至独立。后期我们还为玩伴儿的隐藏加入了遮挡物，从露衣角出来给孩子一些线索到从多个遮挡物中寻找指定对象。针对悦悦和他人互动时动作较为缓慢的情况，我们和悦悦玩了《找一个朋友碰一碰》这个音乐游戏。"找一个朋友碰一碰，找一个朋友碰一碰。"跟随音乐，我们引导悦悦去找朋友。"碰哪里，碰哪里。"引导悦悦在玩伴儿前站好，接下来便是在指令下和小伙伴碰头、碰手、碰肩膀等。经过这个阶段的游戏，大家都说悦悦"有灵气"了。

通过音乐游戏的介入，我们为悦悦的社交之旅开启了一扇窗。虽然今后悦悦要走的路还有很长，但是我们相信在大家用心的陪伴下，悦悦会快乐成长。

点评

通篇点读，我清晰地感受到悦悦的变化，从一开始的内向害羞，到现在的活泼开朗。通过分阶段的训练方式，让孩子在无压力的状态下取得最大的进步，通过老师与家长的共同努力，悦悦一步步敢于面对，与小朋友一起玩游戏。这种教学方式十分值得推广借鉴。在应用行为分析中，我们要注重的不单单是问题行为，对于缺失的行为也要加以塑造，促进其发展，让孩子取得更大进步。

40. "我会跳了"

　　棒棒，男孩，3 岁，2016 年 1 月 4 日来到我们中心。当时儿童的能力水平近似于一张白纸，语言能力基本处于婴儿期，只会"嗯""啊"、哭闹。至于粗大运动能力，据爸爸描述孩子通常比较懒，喜欢靠人，或是被抱，基本很少运动，只有当儿童发泄情绪时会跳动，无论是高兴还是生气。这是从家长反馈中我们了解到的有关棒棒基本能力的情况。最初训练中，棒棒因刚进入陌生环境显得极为不适应，上课时基本由爸爸抱着，而课堂所进行的项目往往不参与。若爸爸尝试让其下来棒棒就会哭闹，直到再次将其抱起来才会停止。通过近一周的观察与评估，我发现棒棒其实并没有爸爸说的那么弱，相反，棒棒粗大运动能力较常态儿童虽弱，但相差不多，只是由于家人的宠爱，过多地代劳，以至于很多能力没有被开发，或是说延误了。这是我对棒棒最初的评价。

　　在棒棒进入中心的第 2 周，棒棒虽然也会哭闹但在情绪好的时候也会跟随老师做简单的动作和活动。不过在训练过程中，每次遇到生活中棒棒可以完成的简单动作，他的反应通常都是耍赖不做或是茫然应对。长此以往爸爸就有了疑问："老师，他哭闹的时候明明会跳，为什么真正让他跳的时候他就不跳了？"其实不光棒棒爸爸有这样的疑问，好多家长也同样不解。

　　跳，是人类的一种本能，两岁左右的儿童基本开始慢慢掌握这项技能，但孤独症儿童由于神经发育、大肌肉发育的影响以及心理的恐惧，基本很难意识到自己是否掌握了该技能，即使生活中他在无意识情况下已经学会了。这就是我们要求儿童展示这项能力时，他只会茫然地注视或无视你的原因。在听了我的解释后，棒棒爸爸虽明白了其中的原因可也苦恼该如何解决这个问题。

　　训练中棒棒爸爸期望能够尽快解决这个问题，但考虑再三，我还是建议，现阶段应以棒棒适应现有的环境为重点。其实对于新进儿童，一般都会在第 1 周将课堂任务的难度降低，且以简单易完成的为主，设置一些分散练习以便于新进儿童更自由，让其更容易融入其中；另外，还会安排一些儿童喜欢的活动让其能够足够放松。第 2 周，我们将目标更改为适应环境的同时，培养其听指令和与老师的配合能力。因此我建议棒棒爸爸不要着急，先让棒棒足够地适应环境，之后再针对棒棒的情况为其制定适合的训练内容。

　　2016 年 1 月 18 日，已是棒棒进入中心的第 3 周。从观察中我发现棒棒并没有完全适应环境，不过好在这周棒棒虽有哭闹和逃避，但较前两周不同，哭闹强度和频率都缩短了，且完成任务的效率也加强了。我决定本周开始引导儿童学习跳跃。跳是一个复杂的条件反射建立的过程，所以引导要比教儿童如何跳跃简单得多。从棒棒自身能力分析，他的下肢肌力和腰部力量是足够支持其完成自身跳跃的，同时他本身又具备弹跳能力和良好的平衡能力。这些能力都是不需要再训练的，我只需要将他本身的跳跃能力引导出来即可。接下来我开始给棒棒爸爸安排一些必要的训练内容和辅助方法，同时叮嘱他要把棒棒的强化物找到。这样才能促进棒棒更快地学会跳跃。具体的训练内容如下：

1. 跳大笼球，每天完成 1000 ~ 2000 下，根据棒棒身体情况做调整。

2. 扶栏杆跳蹦床，每周 3 次，每次 15 ~ 20 分，可以一边跳一边看感兴趣的节目。

3. 在家长的辅助下完成原地跳跃的动作，每天 30 个，家长需在棒棒后方进行辅助。

训练一段时间后，根据棒棒爸爸的反馈，棒棒除跳大笼球以外，其他两个内容都很排斥，而且跳球也是爸爸在使力，棒棒基本不用劲儿。针对棒棒爸爸的叙述，且考虑到即将放假，我决定更改我的训练内容，具体如下：

1. 跳大笼球，每天完成 2000 下，根据棒棒身体情况做调整，跳跃的过程中可尝试儿童自己发力。

2. 扶栏杆跳蹦床，每周 2 次，每次 15 ~ 20 分，可以一边跳一边看感兴趣的节目。

3. 每天坚持跑步，时间 30 分，中间休息 3 次。

4. 尝试玩骑小鹿，要求棒棒坐在小鹿上，双手抓住角，身体在家长辅助下做起伏动作并向前移动，辅助位置由后方慢慢转到前方。

2016 年 2 月 23 日，假期结束，我们又开始了往常的教学，上课第一天我特意设置了有关跳跃的内容想观察棒棒有没有一些变化。通过观察我发觉，第一环节听指令做动作，棒棒尝试跳，但没有成功，之后家长一直全躯体辅助剥夺了棒棒继续学习的机会；第二个环节跳小鹿，棒棒当然并没有跳起来，但是有个变化是棒棒双脚向前移动一步，身体又坐回来了，之后家长开始拉着他向前走；第三个环节跳大笼球，虽然棒棒的确没有使劲跳，但我发现棒棒爸爸也没有尝试让他自己跳。课下，我找到了棒棒爸爸，交流了放假期间棒棒的训练情况以及是否有进步，结果爸爸的回答却是："我们一直在训练，也按要求做了，可没发现孩子有什么变化啊！"听到爸爸对于假期的反馈，我很失望，失望在于其实课上我发现了棒棒的进步，但是作为最亲密的爸爸竟然丝毫没有察觉。我把刚刚所发现的棒棒能力的变化与棒棒年前能力做了简单的分析，让他了解到棒棒进步的地方，对于爸爸在训练过程中辅助的错误使用进行了纠正与指导，并叮嘱他注重细节，时刻关注棒棒的能力变化。

辅助对于儿童良好的学习是非常重要的，不及时或过多的辅助，以及迟迟不撤除辅助都会阻碍训练的进行。

根据棒棒目前的能力，我开始督促棒棒爸爸加强对棒棒的训练，且尝试要撤除辅助，引导其独立，内容上稍作修改：

1. 跳大笼球，每天完成 2000 下，根据棒棒身体情况可适度增加次数，尝试减少辅助。

2. 扶栏杆跳蹦床，每周 3 次，每次 20 分，可以一边跳一边看感兴趣的节目。

3. 每天坚持跑步，时间 30 分，中间休息 2 次。

4. 玩骑小鹿，要求儿童双手抓住角，身体尝试做起伏的动作并向前移动，家长半辅助，每周 4 次。

5. 在家长的半辅助下完成原地跳跃的动作，每天 20 个。

6. 尝试练习跳跃较低的障碍。

2016 年 3 月 14 日，经过近 3 周的加强练习，棒棒终于可以跳起来了！虽然并不高，但是对棒棒来说却是极大的进步。

总的来说，对于棒棒的进步我们还是非常开心的，但仔细反思下来引导棒棒跳跃所花费的时间过于长了，究其原因，其实训练中无论是家长还是作为训练者的我们都走了很多弯路，比如对于辅助的使用，介入及撤除不及时，而且也忽略了棒棒爸爸不能像老师那样可以随时随刻关注到每一个细节。因此要告诫大家的是，训练时要多关注儿童的每一个能力变化，恰当使用辅助及强化，这样才能使儿童更好更快地进步！

点评

通过对本篇个案的阅读，我们可以看出教师的细致观察能力，还有就是了解到，对于新进入机构的儿童来说，让其尽快适应新环境而不是过早、过快地介入学习项目非常重要。因为儿童与教师建立比较强的信任关系以及和教师之间能进行良好的互动，是提升儿童能力、设置教学项目的基础。同时，教师应做到和家长及时沟通，让家长真正认识到儿童的实际能力水平，增加家长的认同感，这样才能使家长有效配合教师的干预训练。教师应指导家长使用正确的辅助方法，以及在适合的时机撤除辅助，以此提高儿童的能力。这些都是值得学习和借鉴的地方。同时应注意的一点是，教师和家长之间要及时、有效、经常沟通，这样才会适时了解儿童当下能力及发展状况，才能及时调整教学计划。

41. "别碰我的玩具"

丁丁今年5岁了，是一个清秀的小男孩。他有语言，在两岁时表现得还很聪慧，儿歌、唐诗一教就会，过目不忘，会识好多字。这些表现都让父母忽视了丁丁很多方面的异常表现，把这归结为孩子内向。丁丁的父母平时工作繁忙，忽视了丁丁的成长，丁丁长期由爷爷奶奶带。两位老人身体不是很好，所以很少带着丁丁出去玩，通常是让丁丁在客厅里面随意玩他喜欢的玩具。家中也没有与他同龄的小朋友，所以丁丁从小都是一个人玩，养成了孤僻的性格。丁丁爱吃的东西，也从不愿与爸爸妈妈分享。丁丁4岁的时候，家长得知丁丁患有孤独症后，开始不停地寻找治疗方法，想尽办法去帮助丁丁融入社会，同时又觉得对丁丁有所亏欠，于是几乎满足丁丁的一切要求。除了感兴趣的事以外，丁丁几乎不与他人有互动；社交能力较差，无法与其他小朋友一同玩耍，每当其他小朋友试图碰触他的玩具时，就会不高兴地尖叫。家长反映每当他尖叫时，总是会持续10分钟以上，家长试图阻止，但完全起不到作用，也曾打过丁丁，但仍屡教不改，为此，家长很是头疼。

2016年3月，丁丁来到机构参加训练。最初与丁丁接触时，我看到的是一个文静的小男孩，就那样安静地站在妈妈身边，既不说话也不哭闹。我领着他进入教室也全然没有关注，只是安静地坐在椅子上，独自玩我给他的积木。然而，当我想要发起与他的互动时，我印象中的那个小男孩，瞬间就消失了。我拿起放在他面前的积木，想要与他一起搭积木，这是丁丁所不能接受的。他突然变得暴跳如雷，一下子就把积木推倒了，尖叫哭闹着，从椅子上滑到地上，我试图把积木还原或转移他的注意力，却都不奏效。这种行为，他一直持续了近8分钟。下课后，我询问了家长丁丁在家里的状况。妈妈告诉我，在家里，丁丁的这种行为要持续更长的时间。通过妈妈，我也了解到丁丁的行为大多是由于过度的满足和家长溺爱造成的。之后，我用了半个月的时间才让家长真正意识到过度地满足孩子的需求，于孩子的成长是不利的，还会养成诸多的不良行为。

在家长认可这个观点后，我开始在课堂上试图让丁丁接受和我一起玩玩具。在游戏的最初阶段，我每次只呈现出一块积木，每当丁丁安稳坐好，并且等待后，我就会把积木给他；相反地，如果他出现抢夺积木或尖叫的行为后，我就会把积木收起来，停顿一段时间，再进行其他的教学活动，将积木以强化的形式给他，或等情绪稳定后，再重新拿出积木。就这样，丁丁可以拿到的积木越来越多，每当我们把多块积木块陈列在桌子上后，我也同他一起搭积木，但不会试图拿取他面前的积木，更不会把积木搭到他的积木上。由于课上使用的玩具都是由我来控制的，所以丁丁能够表现出一定的配合意愿，虽然每次都难以超过20秒，但每当他可以接受和我一起玩15秒时，我都会奖励他，给他吃一颗他最爱的"好多鱼"饼干。

当丁丁能够接受同我一起玩积木长达两分钟后，我开始将积木混合，既有他自己获得的，又有我给出的。这样当我们再次搭积木时，我尝试拿取放在他面前的积木块。让我惊喜的是，丁丁并没有出现尖叫哭闹的行为，他只是停下手中的动作，默默看了我一会儿，又确定桌子上还有充足的积木后，就继续搭他的大房子了。丁丁的进步惊人，让我很高兴，但我并不急着更换目标。后来，我们又进行了3天这样的练习，他每次都能接受同我一起玩积木。接下来，就是从他的手中要回积木了。我请他帮我从桌子上拿一块积木给我，起初他并不理会我，只是用手臂挡住我的方向，我知道他是担心我会抢走他的玩具。我在后来也了解到，是家长错误的干预方式，让孩子有了过度的防范和保护意识。从孩子手中抢夺玩具是最错误的行为，我要做的就是让孩子愿意听从指令，并且知道玩具暂时消失后，在以后的学习中还有可能得到。由于前期的训练，我就把积木作为强化。对丁丁而言，在老师这里积木不是永远消失的，所以在我的辅助下他接受了将积木给我这个结果，并且在短暂的停顿后，继续之前的活动。

在此基础上，我将积木更换为他更喜欢的彩虹套塔。这一次，彩虹套塔由他来控制，每当他套好一个后，就要分享给我一个。最初进行这个游戏的时候，当他给我一个套圈，我就会奖励他吃一颗"好多鱼"饼干。经过多次练习，丁丁配合的意愿越来越强。在此基础上，我开始逐步实施间歇强化，进行两轮游戏强化一次，直至最后套完整个彩虹套塔才给强化。

后来，我又更换了插蘑菇钉、穿珠子等孩子喜爱的玩具，他的配合意愿越来越高。此时，我开始考虑是否让他进行参与人员的泛化。我首先选择了参与人员的泛化，我邀请其他老师与丁丁一同玩玩具。让我高兴的是，他的表现，同与我互动时相差不大，既能够安稳等待轮到自己游戏，又能保持平稳的情绪不发脾气。他的变化让我感到欣慰，也让家长看到了希望。接下来，丁丁的任务就是同小朋友的互动了。我知道还会面临新的问题，但我有信心一定可以迎刃而解。

社交性差。是孤独症儿童普遍存在的问题。在家庭生活中对孩子进行干预时，要考虑几个问题：①我们为小朋友设计的游戏，孩子是不是会玩？如果不会，要在家先教会了，懂得游戏规则并尝试去遵守规则，再去同其他小朋友玩。②在玩游戏的过程中，孩子有没有能力把游戏的整个过程继续下去？游戏过程的继续需要参与游戏的小朋友之间互相交流，存在语言障碍（当孩子听不懂别的孩子讲的话是什么意思的时候，或者他没有办法表达自己的时候，还有很多其他影响因素）会让孩子觉得进行不下去。所以，要让孩子和其他小朋友玩，最好从一对一开始，由大人辅助着。他能和一个小朋友好好地玩，再慢慢介绍更多的小朋友一起玩。

③最重要是，玩的游戏是不是孩子感兴趣的？如果孩子对游戏不感兴趣，而大人硬要逼着孩子去和小朋友玩，这样只会起到反作用。兴趣缺乏、玩法单一和规则理解困难，是孩子在游戏过程中常见的问题，我们应把目光放在这些问题的改善上，帮助孩子更灵活、更有兴趣地进行游戏。

点评

　　本篇文章清晰地写出了如何用强化的方法去让孩子接受某种事件，家长在家庭训练中也可以用强化的方法来干预孩子。很多家长听到强化就想到了食物，然而玩具和鼓励也都是强化。我们强化的最终目的是让任务完成的本身成为强化。家长如果要效仿本文中用到的方法干预孩子，应注意每个孩子的个体差异性，进而根据个体差异做适当的变动。

42. 充满吸引力的卫生间

骏骏，男，年龄为3岁。骏骏出生时各项发育指标均显示正常。2岁多时父母发现他与其他儿童有所不同。据骏骏妈妈描述，骏骏多动且对别人发出的指令没有反应；有自言自语现象，一般为两字或三字名词，但要求他仿说或在适当的情景下表达时，又不配合。今年4月骏骏来到本机构进行康复训练。训练初期的一个月由奶奶带。骏骏适应环境相对较快，几天后就可以较配合地跟随学习了，常规方面有较大进步，可以仿说常见的两字或三字名词，可以独立命名少量的常见卡片。

渐渐地我发现，每次个训课下课后，在我与骏骏奶奶交流时，骏骏就会跑到旁边的卫生间里。这样的情况持续了几天，起初我并没有在意，以为骏骏每次下课都自己去小便，可观察后我发现每次我跟骏骏奶奶交流完骏骏也没有出来。询问奶奶，奶奶说他喜欢玩水，下课以后会去卫生间玩水。

带骏骏去个训教室时途径一个卫生间，骏骏每次走得都比我快，然后快速走到卫生间里，弯着腰，眼睛一眨不眨地盯着便池，看得特别专注，直到把他拉走。在此过程中，骏骏并没有关注到别人是否正在使用卫生间，由于本机构女卫生间里的便池较多，更方便骏骏对卫生间进行观察，所以骏骏经常去女卫生间，经常把正在使用卫生间的老师与家长们吓一跳。发现问题之后，每次上个训课时我都会紧紧地拉着骏骏的手，走到卫生间之前，用其他事物吸引他的注意力（发出有意思的声音，用夸张的语气与他说话），转移注意力的同时挡住他看向卫生间的视线。一开始骏骏表现不稳定，偶尔骏骏的注意力会被成功转移，但更多时候骏骏表现较不配合，当他发现他无法进入卫生间里时，就会大声哭闹，开始挣扎，腿向下弯曲。每当骏骏路过卫生间且不哭闹时，就可以立刻体验到自己最喜欢的活动，被老师抱起来转两圈；如果哭闹则不能体验此活动。持续几天后骏骏可以拉着我的手高兴地路过卫生间，直到骏骏可独立走到个训教室，目不斜视地路过卫生间，此过程用了不到两周的时间。

我把这一情况向骏骏奶奶反映，并讲解处理方法：转移注意力，出现期望行为后及时强化。两天后骏骏奶奶向我反映，骏骏的这种情况并没有被消退，好像还变本加厉了。奶奶说："跟他说让他回来别去卫生间他不听，他挣扎起来我拉不住他！"我仔细询问了一下具体的情况，当遇到此种行为时奶奶是如何干预的。据奶奶回忆，骏骏最近此种行为的发生频率更高了，当骏骏出现该行为时奶奶都会尝试用我所建议的方法，但大多数时间骏骏反抗得较强烈，大声地哭，奶奶拗不过他也就由着他去了。就算偶尔一次不哭闹，奶奶也忘记抱着骏骏转两圈。我对奶奶干预的过程进行了分析，骏骏奶奶在对骏骏行为矫正的过程当中无意地对骏骏的问题行为进行了间歇强化，而当我们期望的行为出现时，奶奶又没有做到及时强化，导致骏骏此行为出现的频率更高了。考虑到骏骏奶奶的年龄偏大，带着多动的骏骏比较辛苦，所以对此行为的消退不得不暂缓。幸好，没隔一周的时间骏骏妈妈处理好工作上的事情，来到机构陪骏骏训练了。

我把骏骏的情况跟妈妈交代了一下，询问了骏骏在公共场所有无此种现象。骏骏妈妈的描述与骏骏奶奶的描述有些出入。骏骏妈妈说，骏骏从小就对卫生间特别关注，卫生间对骏骏的吸引力格外大，除了对家里的卫生间不感兴趣之外，看见任何卫生间都要进去看看。带骏骏去公共场所时，他的这个行为让骏骏妈妈觉得很尴尬，每次带他出去时都比较紧张。根据骏骏妈妈提供的信息分析得出结论，骏骏对物品功能性的理解较欠缺，且有刻板行为。我将之前制定的方法告诉骏骏妈妈，并交给骏骏妈妈一个任务，让骏骏了解卫生间的具体功能，且只有在需要方便或洗手时才带他去卫生间。骏骏妈妈表示会全力配合。因为骏骏去卫生间后首先盯着便池看，而不是去小便或大便，我分析出骏骏不理解便池的具体功能。我建议妈妈先将便池拍下来，以照片的方式呈现，在教授便池的功能时出示便池的卡片。首先要求骏骏对便池进行命名，然后要求他将便池的功能描述出来（便池用来干什么？上厕所）。几天后骏骏可以正确地说出便池的具体功能。这时我要求骏骏妈妈以同样的方法教授卫生间的其他用途。在教授骏骏卫生间功能的这几天里，个训课下课以后我与骏骏妈妈会在离卫生间稍远的位置沟通，并将骏骏拉在旁边。由于之前对骏骏此种行为的消退中间暂缓了一段时间，且在此过程中奶奶又将该行为进行了间歇性强化，导致骏骏行为的爆发。起初骏骏比较反抗，一直拉着妈妈的手去往卫生间的方向，情绪较激烈，哭闹的声音很大，一边哭一边看着妈妈。但骏骏妈妈处理得较合理，忽略骏骏哭闹行为，尝试将此行为进行消退。骏骏哼唧一会之后就能安静地等在旁边，几天后我发现骏骏可以独立地、安静地等在旁边。慢慢地我要求骏骏妈妈，其他时间也要让骏骏正确使用卫生间，且一定要坚持。第二天，个训课课后交流时，骏骏妈妈皱着眉头向我反映："孙老师，骏骏跑得太快了，一不留神就跑到卫生间里了，有时跟别的家长说几句话，一回头人就没了。"我给骏骏妈妈的建议是，最近这段时间要给予骏骏更多的关注，避免妈妈所反映的这种情况发生，避免间歇性强化。

有一天个训课下课以后，骏骏妈妈高兴地跟我说："孙老师，骏骏现在只有在想方便的时候才会去卫生间，而且平时路过卫生间也不会盯着便池看了。"沟通结束前，我又叮嘱骏骏妈妈注意在公共场合的泛化，不要因为害怕骏骏出现这种行为而逃避去公共场所。

孩子在成长的过程中，会出现许多大大小小的问题，遇到问题不要逃避，也不要急躁，只要家校配合，多沟通，总会找到解决的方法！

点评

　　在孤独症儿童进行康复训练的过程中，最让家长头疼的就是行为问题。有时虽然教师已教授家长解决策略，但在实施过程中，家长实施起来却并不那么容易。本文通过简洁明了的叙述，将骏骏的行为问题详细地描述出来。老师采用了行为矫正中消失的方法，先进行功能分析，找到问题行为的强化物，接下来撤除强化物，使骏骏的行为不再被强化。但在实施中要注意提前告知家长可能遇见的问题，要让家长对各种问题提前做好防范措施。在实施的最后要进行泛化，使骏骏的问题行为在任何环境下都不再出现。每个孩子问题行为的表现都不同，所以采取的方法也不同，但对于骏骏的问题行为还可以使用前提控制法和差别强化法。

43. 他和厕所有个约会

田田，男孩，4 岁。据家长介绍，田田 3 岁开始就在西安老家上了当地有名的示范园，乖巧听话，讨人喜欢，但渐渐地老师发现他与其他孩子有很多不一样的地方。比如：他虽然会说话，但是从不与人互动交流，不喜欢和其他小朋友一起玩，经常手舞足蹈地笑，总是按照固定的模式进行活动等。到北京进行检查后被诊断为孤独症。父母异常焦急，但也同时对孩子寄予了很高的期望，后经专家介绍来到中心进行康复训练。

我清晰地记得田田刚来到中心训练的前两天均保持沉默。40 分钟的课程他总是面无表情，一言不发，不哭也不闹，情绪也异常地稳定。到了第 3 天我仍旧满腔热情地带着田田走进个训教室上课。付出总会有回报。他开始接纳我，信赖我，主动伸手过来和我"耶"，能够在课堂上跟随我进行大部分授课内容，有短暂的目光对视。我满心欢喜。就这样在配合度逐渐增加的基础上田田从动作模仿到语言模仿跟随，从指令执行到应答对视，从认知到思维等各个方面都取得了可喜的进步。加上田田平日里也比较听话，几乎没什么情绪问题，我以为照这样的进步田田很快就能离开中心去上幼儿园了。可是就在 2014 年 7 月 14 日我和田田爸爸交流完学习内容后，田田爸爸不好意思地对我说："王老师，一直有个事儿我不太好意思和您说，这是实在没招儿了，不得不请您帮忙想办法。"我诧异地说："田田爸爸，您有什么事儿尽管说吧，我一定尽力。"他这才开了口："田田从来不上除了家里以外的任何厕所，哪怕是幼儿园里的也从来不去，自己宁愿憋半天时间到最后实在不行尿到裤子里也不愿去厕所。我们家里人都愁死了，您说这可怎么办啊？"看着爸爸难为情的样子，我大致了解分析一番后，答应了给田田做相应的上厕所训练。

在接下来的一天，我便开始重点观察田田课下的行为，经过记录分析我发现，田田不愿上厕所的主要原因有 3 个：其一是孤独症儿童固有的刻板行为所致，他认为上厕所只有在家里才可以；其二是他嗅觉敏感所致，公共厕所的异味使他感到极度不舒服；其三是他的视觉空间感差，那种陌生的狭小空间让他缺乏安全感，害怕和恐惧使他想要逃离。找到了具体的原因之后，我和田田爸爸进行了交流，决定将个训课和家庭训练两者相结合，采用塑造、强化、联结等教学技术，改善田田不在外面上厕所的问题行为。

2014 年 7 月 17 日我开始将田田不在外面上厕所的问题行为作为一个项目进行系统的练习矫正。因为我的个训课是下午最后一节，所以在田田一大清早来到单位我就告诉爸爸，今天一定要多给他喝水，这样他就会更想小便了，如此在上我的课时他也一定是憋得不行了，那如果他不愿意去厕所就只能一直憋着，尿到裤子也是自己难受。两天下来，田田爸爸说每天下午放学田田都是急忙地出大门到外面去小便，尿得非常多。

这样到了下周一也就是 7 月 21 日，我继续让爸爸多给他喝水，然后在多喝水的基础上，我在课堂上有意地在原有的学习项目中加入了一些简单的指令性内容，例如在学习项目命名"火车"之后，我让他把"火车"放在桌子上，在他正确完成后立刻给他一个大大的强化，让他充分体会到成功后消费强化物的乐趣。就这样在几个回合的反复训练后，我开始渐渐地加入"厕所"，让田田在把火车放在桌子上后，立刻给他强化物（平板电脑），让他享受 2 个数的时间。然后我就收回平板电脑，下指令："田田，请你把火车放到厕所里面。"田田开始听到"厕所"这个词时就立刻紧张起来，不愿意动，然后我手里拿着他的最高强化物（平板电脑）走在前面，并告诉他完成任务才可以玩。他也只好在焦虑中慢慢靠近厕所门，快速地跟随我进去把"火车"放在了旁边的窗户上，然后就立刻地想要出去。我拉住他让他在原地玩了一会儿平板电脑，然后我才收回强化物，回到了教室。下课后我把田田进入厕所的事告诉了爸爸，爸爸异常高兴，激动地说道："王老师，真是太好了！只要他能进去一下我们就非常高兴了。"听后我也有了自信。

田田在上厕所的事儿上勇敢地跨出了第一步，那后面就简单了。我在之后每天的个训课中都加入了这样的内容。每次个训课我都会陪着田田做相应的指令执行能力训练，帮助他消除厕所带给他的恐惧感。当然指令的内容要求肯定也要有所提高。7 月 22 日我在让田田把"火车"放入厕所后，让其打开厕所的门向里面望一下才给强化；7 月 23 日随着田田能够接近厕所，我把指令做了调整，撤除了借助物品"火车"。在田田表现良好的时候，我对田田说："田田，请你去厕所。"不出意料，田田起身自己开门往厕所走去，但是他也只是进去站着没有任何其他举动。我尝试着让他站在了便池旁边，他很是紧张，我立刻手扶着他，给他依靠，然后就让他下来了，给了他平板电脑。这样在厕所我俩进行了几个回合的"站在便池旁边"的练习才回到教室。7 月 24 日在昨天进步的基础上我要求田田自己脱掉裤子，即使不小便出来也给予他强化。7 月 25 日是本周的最后一天，在原有的基础上田田真的自己脱掉裤子小便了。我很欣慰，下课后将情况告诉了爸爸，爸爸简直不敢相信自己的耳朵，当时抱起田田就亲吻表扬。我告诉爸爸以后下课要要求田田自己去厕所，做相应的泛化巩固练习。爸爸也欣然接受了我的建议，带着喜悦回家去了。

晚上 9 点多田田爸爸突然给我打来电话："王老师，明天周末，我们想带田田外出和去朋友家做客，正好可以泛化练习一下他上厕所这个事儿，您说可以么？"我内心一阵喜悦，觉得时机刚好，急忙回应道："那肯定是可以的。您就去吧，但是我建议您要先找一个和自己家厕所环境相似的并且非常熟悉的朋友家里，这样他内心的恐惧感不会存在，在这样的情况下介入厕所他比较容易接受。当然在这个过程中一定要以鼓励表扬为主，切忌操之过急，引起反作用。当然去公共厕所的时候，更要时刻注意他的情绪。刚开始时希望您可以带他去比较干净的、他更容易接受的公共厕所（如高档商场的厕所），之后再带他到其他场所的公共厕所如厕。当然在这个过程中您和家人也要一直陪同，并一定要适时强化鼓励他。"田田爸爸明白了我的意思，并承诺一定会按照我的要求去做，让我周一等着他汇报好消息。

好不容易等到了周一，田田爸爸一看见我就立刻说道："王老师，田田上厕所啦！"我会心一笑，他继续开心地分享："按照您的建议，我们去了他最喜欢的叔叔家里，多喝了一些水，然后他自己就非常顺利地去厕所小便了。去商场里面也是，我带他去了公厕，他自己就小便了，我和他妈妈都高兴地不得了。"听后我也高兴地表扬了田田，顿时觉得他更棒，更可爱了！

从此，田田在哪里都可以顺利自然地上厕所了，我们都为此感到十分高兴。我相信只要运用正确的教学方法和教学技术，只要老师和家长配合好，只要坚持，任何困难都难不倒我们，终有一天我们也会满载一船星辉，在星辉斑斓里放歌！

点评

看到本文"他和厕所有个约会"的标题，我不禁被它吸引：为什么要和厕所约会？怎样约会呢？带着这样的疑问，我开始阅读本文。通读文章后，感觉行文流畅，叙述清晰，言简意赅，言语间透出老师对田田的爱和帮助。从田田入园到有进步，从出现棘手问题再到问题解决，文章都做了详细的分析。

从干预的方法来说，老师运用了塑造、强化、泛化等，帮助田田脱敏，逐渐接受各个场所的厕所，并能使用厕所完成大小便。老师的指令明确，难度逐级上升，田田按要求做好后能够得到强化物，这样增加了他以后上厕所的主动性。通过老师和家长的共同努力，田田克服了上厕所的难题，我要为老师和家长的付出鼓掌，更要为田田的进步点赞，希望田田以后越来越好！

44. 豆豆的"湿"之谜

豆豆是 2015 年 12 月来到我们康复机构的，现在在我们机构已经成长为一个 5 岁的大男孩了，无论在认知、语言理解、互动语言、接受性语言等方面都有了很大的进步，在课上主动性也很强，愿意与教师互动。但是最近他却出现了一点小问题，有一点点的小洁癖，只要是有水弄到衣服上、桌子上或者其他地方就必须用纸擦干净，否则就会一直大声地哭，并一直重复"拿纸擦擦"。豆豆的"湿"之谜就这样开始了。

如果只是看到有水想要擦一擦，并不是什么问题行为，只是个人生活习惯而已，但是不能接受延迟擦干物品或者绝对不擦干物品，而且伴有大声哭闹，并有重复性语言，那么这就成了情绪问题。豆豆妈妈焦急地问我："徐老师，我们该怎么做呀？怎么样才能帮到豆豆呢？"

当我观察过豆豆的行为以后，对豆豆的行为进行了功能分析。之后我给豆豆妈妈的建议是：当豆豆再遇见物品被水淋湿以后，先延长擦干物品的时间，可以先让豆豆等待 10 秒，然后再将物品擦干。待豆豆能接受短时间内擦干物品而不是立即擦干物品之后，再延长擦干物品的时间。在等待的过程中，可以让豆豆玩一会儿玩具或者回答几个问题来转移注意力。

在方法实施前我提醒豆豆妈妈，在实施的过程中，当豆豆妈妈不能立即帮豆豆解决"湿"的问题时，可能造成消失爆发，也就是豆豆可能会哭闹得更加严重，哭的声音会更大，更有可能会出现发脾气、摔东西、伤害他人等行为。我们要事先预见消失爆发，要做好心理准备。当再有更加严重的情绪问题出现时妈妈一定要做到不能立即擦干物品，一定要坚持延迟擦干物品的时间。豆豆妈妈坚定地说："为了改善豆豆的情绪问题，我一定会做到的。"就这样用这种方法实行一段时间后，豆豆的小洁癖就有所改变了，慢慢地能够接受延迟擦干物品，并且哭闹行为也逐渐减少，偶尔当有物品被淋湿，豆豆妈妈转移豆豆的注意力以后，豆豆就不再关心湿的物品了。每当豆豆有进步，豆豆妈妈都会跑来跟我分享，这样让我很欣慰。可是故事就这样结束了吗？显然并没有！

有一天，在即将上音乐课时，有一个小朋友不小心将水杯弄倒了，地上被水弄湿了，但是因为要上课了，豆豆妈妈为了能让豆豆独立上课所以选择不进入教室陪课。豆豆妈妈将卫生纸放到了豆豆的衣兜里，想让豆豆在老师的监督下延迟 15 秒后再擦干地板。这时豆豆并没有哭闹，也没有急于将地上的水擦干，而是继续跟着教师上课，整节课都表现得很好。但是当第二天再上音乐课时，在地上并没有被弄湿的情况下，豆豆依然要求妈妈把卫生纸放到衣兜里，如果妈妈不能立即满足的话，他便不断地重复"放兜兜里"，并一直大哭，哭过之后就大笑。情绪问题突然就变得更加严重了。豆豆妈妈无奈地再次向我求助。这次我给出的建议是无论豆豆如何哭闹，豆豆妈妈都要撤除强化物，并转移豆豆的注意力，如果豆豆在课堂上的情绪问题过于严重并影响到课堂秩序，可以让豆豆先离开课堂，稍作休息，但是一定不能在此时满足豆豆。如果在消失爆发过程中给予强化，那豆豆的情绪问题就会更加严重。豆豆妈妈在我教授的方法下来解决豆豆的情绪问题。在坚持差不多有 1 个月的时间后，豆豆终于不再要求妈妈给他纸，而且也能够接受任何物品被淋湿，对于被淋湿的物品无论擦干还是不擦干，豆豆也都能接受。豆豆妈妈说："终于松了一口气，不用再担心了。"可是就在我以为故事到这里就结束了的时候，又有突发状况了。豆豆"湿"的故事真是一波三折啊！

豆豆平日在机构里一直都是妈妈陪伴与照顾。可是有一天妈妈临时有事不能陪豆豆来上学，而是由爸爸来陪伴。因为豆豆爸爸对豆豆在机构的表现了解甚少，并且并不知道豆豆曾出现过情绪问题。当在要上音乐课时豆豆突然说"把纸放兜兜里"，爸爸就立即给豆豆卫生纸并放到了衣兜里。偶然的机会豆豆提出不合适的要求并得到满足，那么就会增加再次出现情绪问题的可能性。果然第二天当妈妈来陪豆豆上学时，豆豆又要求妈妈把纸放兜里，豆豆妈妈苦笑着问我："徐老师，怎么办？"我觉得对于当时豆豆的情况来讲，最好的办法就是重新启动消失程序，无论豆豆如何要求把纸放进兜里，都不能满足他，并且妈妈要及时与家里人进行沟通，将豆豆在学校的表现以及在改善豆豆情绪问题时所采用了哪些方法，如何实施的，都要与家人进行沟通，与家人达成一致。故事的最后，在大家的共同努力下，豆豆的情绪问题终于不再出现了。即便在我创设的情景下也再没有出现过同样的情绪问题。有时我会拿着浇花的小喷壶以游戏的形式往豆豆身上喷水，有时我会故意在喝水的时候将水弄洒，又或者让其他小朋友与豆豆一起玩水，偶尔将衣服弄湿，豆豆都不再纠结于一定要将湿的物品擦干，也不再要求将卫生纸放到兜里来得到心理上的满足。豆豆"湿"之谜的故事到这里终于结束了。

通过这个故事我要告诉大家的是，在使用消失程序时一定要事先预见消失爆发，当出现消失爆发时，家长一定要克制自己，不能在此时给予强化，否则会造成更加严重的问题行为。还有一点就是，无论是解决问题行为的代理人还是其他人，在实施所用方法时一定要保持一致性，要让所参与的人都能用同一种方法，如果在使用消失期间给予强化，那么就会延长问题行为或者情绪消失的时间。所以改善情绪或问题行为都不是一件容易的事情，希望大家能通过豆豆的案例学习到一些经验。希望每位家长最后都能成为一名"好老师"。

点评

　　仔细研读了此文章，通过老师的详细描述，我仿佛看见了一个让家长和老师都很头疼的小男孩。文中豆豆的问题行为较多，且以接力的方式出现，解决一个问题另一个问题又随之而来。发现问题行为之后老师首先对此行为进行观察与分析，告知家长行为矫正的过程可能会比较漫长，且对家长的情绪进行安抚。当家长情绪较平和时教授家长应如何面对孩子出现的问题行为，又该如何正确处理。通过老师与家长的共同努力，豆豆的问题行为被消退。当孩子出现问题行为时，不要惊慌与急躁，多观察，多沟通，才能找到最适合孩子的方法。

45. "鼻涕"不见啦

涛涛今年 5 岁了，是位可爱帅气的小伙子，发音很清楚，也会跟老师们打招呼，平时喜欢看彩色的卡片，尤其对海豚等动物卡片情有独钟。在爸爸妈妈的帮助下，认识了不少常见字，对文字和故事书都很感兴趣。涛涛爱看动画片，嘴里时常会不自觉说出动画片里的语言，有时弄得我们摸不着头脑，后来才知道是动画人物的语言。但是，在机构和家庭的训练中，涛涛也会出现一些问题，比如在集体课穿珠子的时候，他穿一两个就会出现故意擤鼻涕的行为，严重时还会哭闹抓人。那么他为什么会有这些表现呢？我们可以怎样帮助他呢？带着这些问题，我和家长开始观察涛涛问题行为出现的原因、过程和结果。

采用观察法对涛涛的行为背景、行为和结果进行观察记录。通过两周的观察，我们发现，涛涛一开始用硬棍头的绳子穿大珠子时，表现比较平静，没有出现擤鼻涕等行为；随后的练习中教师提升难度，用硬棍头的绳子穿小珠子时，涛涛开始擤鼻涕了，家长就不让他穿了；如此尝试 3 天后老师又换回大珠子，涛涛也没有擤鼻涕，顺利完成了任务。通过观察，结合评估的结果，对涛涛擤鼻涕的行为进行了功能分析：为了逃避任务。即涛涛出现这些行为是为了逃避穿珠子的任务。对他来说穿小珠子有点困难，他自己完成不好，又不会寻求帮助，于是就想用擤鼻涕的方式来向老师和家长抗议。知道了问题行为的功能，我们为涛涛的问题行为制订了干预计划。

首先在一对一环境下进行教学目标的调整，降低任务难度，同时增加沟通方式。个训课上涛涛选择强化物即卡片，拿到手里我和他一起看了几张，他很开心。然后我出示较大的形状规则的珠子、硬棍头的绳子，发指令："涛涛，请你把大珠子们穿起来。"由于大珠子是涛涛已经会的，所以他很顺利地穿完了。这时拿 3 张他一般喜欢的卡片，让他看一看、读一读。随后，我又出示中等大小的形状规则的珠子、硬棍头绳子，让他穿珠子。看他尝试两次仍旧穿不上的时候，采用增加沟通方式的方法，提示他说"老师帮帮我"，他说完我马上帮助他找到小口，并说："不会了让老师帮忙，真好！"他穿好后，我给他 7 张他更喜欢的卡片，这次的强化强度要比穿大珠子时强。接着，穿第二个中等大小的珠子，他尝试了几次自己穿上了，他自己和我都很开心。我表扬他："哇，你自己穿上了，太厉害啦！"我给他 8 张他更喜欢的卡片。随后的练习中他独立穿了 4 个。下课以后，我把珠子交给涛涛爸爸，并告知需要家长的配合回家做泛化练习，在涛涛尝试 2 ～ 3 次不会的时候，要提示他寻求帮忙，爸爸欣然接受。

　　练习一段时间后，爸爸向我反馈说："老师，他一开始穿时我辅助了一点，后来他不会时候提示他说帮忙，之后的都是自己穿的，也没擤鼻涕，看来有进步了。"听了爸爸的描述，我也很欣慰。虽然在教学材料上中等大小的珠子和大珠子有差异，但差异不是特别大，涛涛稍微努力一些就可以完成，到小珠子的时候涛涛可能还会遇到困难。

　　带着这样的担忧，我们开始下一阶段的课程。个训课时还是先让涛涛选择喜欢的东西，做了几个维持项目以后，看到涛涛很放松，信心也比较足，我拿出中等珠子让他穿。不一会儿，涛涛就把珠子穿完了，还拿起来让我看，我说："太棒啦，涛涛穿了一串大项链啊！看，戴上多漂亮！"于是我奖励他看动物卡片。在涛涛熟练程度和心态都比较好的时候，我和涛涛说："我们用小珠子穿个手链。"我出示小珠子、硬棍头绳子，并提示他："不会穿让老师帮忙。"拿到小珠子，涛涛用绳子往里穿，试了几次仍穿不到小口里，涛涛放下珠子，鼻子一皱，我知道涛涛又要擤鼻涕了。这时我马上扶住他的手，提示他说："帮我。"涛涛仿说了："帮。"我一边手把手辅助他找到小口，轻轻推一下，后面让他自己拉，一边说："好的，老师帮忙。"在我的帮助下，涛涛穿进去了，我马上奖励他看海豚等动物卡片，告知他："你会穿小珠子了，很厉害呀！"接着穿第2个，这次涛涛尝试了2次，看看我，我提示他说："老师帮我。"他仿说，我立刻帮他完成一小步。后面还是让他自己穿，于是又穿上了一个。这次涛涛露出了微笑，我也看到了他的进步。第3、4、5个是在他寻求帮助后，在我帮助的情况下穿上了。到第6个，我说："这次涛涛自己试试吧，加油！"涛涛拿起小珠子，用硬棍头绳子小心翼翼地穿进去啦了。"哇噻，太厉害啦，涛涛自己穿上小珠子啦，老师抱抱。"我欣喜地抱起涛涛，并给他看他最喜欢的动画片。涛涛很开心地举起穿好的珠子。胜利的成果还需要继续练习巩固，于是我让涛涛再穿一个小珠子，涛涛尝试几次还没穿上，但是这次他主动说："老师帮我。"我立刻帮助他穿上，并奖励他卡片，强化他主动寻求帮助的行为。这个时候我们穿插几项维持项目，让涛涛放松心态并增加一些自信。然后我们再次对小珠子发起挑战，我紧张地观察着涛涛的反应，他尝试2次后又穿进去啦，这次同样得到我大大的奖励。就这样，练习几次，成功后立即强化。我把涛涛穿好的珠子系起来做成手链的样子，给涛涛戴上，作为自然强化。他很喜欢彩色的珠子穿在一起。

　　下课后，我把上课的过程告诉爸爸，嘱咐爸爸回家让涛涛练习穿小珠子，并提示在涛涛鼻子皱之前要提示他寻求帮忙。当他主动提要求或独立穿珠子时，要给他看他最喜欢的动画片作为强化。

　　经过一段时间的练习，爸爸反馈说："还不错，遇到小珠子他有时候会看看我，我提示他说帮忙，他会仿说，没有擤鼻涕。有时候自己就穿上了，我就表扬他。就有一次，穿到第6个了，擤鼻涕了，估计是穿得次数太多了。"我也帮爸爸分析，一次不能练习太多，要参考涛涛的兴趣和注意时间，重复太多次做一项任务，肯定会出现烦躁、逃避的行为。分析之后，我们达成统一，每天练习 5 ～ 8 分钟的时间，保证涛涛在愉快轻松的环境中学习，减少擤鼻涕的行为。就这样，又练习了两周的时间，涛涛可以独立穿小珠子了，擤鼻涕的行为也没有出现。

经过上述干预，综合在个训课和家庭训练穿珠子的表现，我决定将穿小珠子项目放到集体课中进行泛化。课程开始，教师组织大家做了简单的涂色训练，然后出示给涛涛小珠子和硬棍头绳子，让他穿珠子。涛涛拿起珠子，看看爸爸，在爸爸刚要提示他寻求帮助的时候，涛涛转过头自己把珠子穿上了，这时爸爸非常开心，表扬他："涛涛太棒啦，自己穿的真好！"涛涛也开心地继续穿下面的珠子，老师和爸爸时刻在观察涛涛，终于涛涛顺利穿完了 10 个小珠子。

通过分解任务，降低任务难度，增加沟通方式，使用强化的方法，涛涛的"鼻涕"在穿珠子项目上再没有出现，我们和"鼻涕"说再见啦！在涛涛今后的训练中，我们也应注意，任务要慢慢增加难度，做对一步就强化一步，巩固训练的成果，然后逐级提升难度，帮助涛涛完成其他学习任务。同时，注意引导涛涛用语言沟通的方式寻求帮助，表达需求，减少像擤鼻涕这样的不正确的表达方式。

经过前后几个月的干预，涛涛在其他学习任务上也有很大进步，擤鼻涕的行为几乎不出现了，我们终于可以骄傲地说："'鼻涕'不见啦！"

点评

本文从教学中的小事件入手，细致生动地描述了帮助儿童改善穿珠子时出现的擤鼻涕行为，通俗易懂的语言让人仿佛亲眼见证了整个教导过程。方法讲述步步紧凑，层层深入，符合儿童的能力发展，真正做到了以孩子为主，以孩子能力为根本的教学宗旨。在特殊儿童的教育康复中，特殊教育工作者一直承担着引导者、帮助者的角色，如果我们都能像文中的老师那样不放过任何细小的事情，以小事带大事，处处为孩子，那么未来一定会更好！此外，文中还做到了教师和家长通力合作的这一标准，在特殊儿童的康复训练中，只有我们所有人都共同努力才能创造属于大家的美好明天！

46. 小糖糖的语言发展"始"

小糖糖是我 2015 年年初接的宝贝，来时他刚满 1 岁半，很小，坐在椅子上脚都不能着地，无语言，喜欢音乐。每次上个训课他都会大哭，眼泪鼻涕一大把，虽然每次我都会用玩具、音乐、游戏等方法安慰他，但看到他小小年纪难过的样子，我心里不免有些心疼。

但幸运的是，我找到了小糖糖喜欢的游戏——拉大锯。每次和他玩这个游戏的时候他都会开心得不得了。以此为强化物，通过回合式教学，糖糖在短短 1 个多月的时间里掌握了简单的大动作模仿、物体操作模仿和一步指令。与此同时我开始尝试着对糖糖进行发音训练。

由于糖糖喜欢音乐和游戏，且已经具备了模仿能力，所以我没有进行常规的发音训练和口部模仿训练，而是从其兴趣出发，在游戏中学习发音。首先我将指令说得很慢，他会目不转睛地看着我，观察我的口型。游戏结束时我会说："糖糖表现真棒，小眼睛看得好认真。"我给予他及时的语言强化，小糖糖会羞涩地笑起来。

这样的训练大约进行了 2 周，我开始有意无意地试着让小糖糖接词，让人意外的是，小糖糖开始接了他人生的第一个字："锯"。这让我欣喜不已，我也立即强化说："糖糖说得太好了，让杨老师亲一亲。"这样的奖励也让糖糖高兴不已。维持项目完成之后，当我抱着试一试的态度再度玩游戏的时候，我说："拉大——（停顿 1 秒）。"糖糖说："锯。"我说："扯大——（停顿 1 秒）。"糖糖说："锯。"我立刻大声地说："哇！糖糖你太厉害了，说得特别好！"然后在他的小脸上狠狠地亲了一口。第 3 次，同样的回合，糖糖也给了我完美的回馈，那一刻我真是激动地眼泪都要流下来了。

下课之后，我将课堂情况如实地与糖糖妈妈沟通，糖糖妈妈也显得激动不已。同时我把训练方法也仔细地与糖糖妈妈进行了交流，并提醒道："首先，您一定要保持平静的语气和心态与糖糖玩游戏，注意语调要平和。其次，在指令下达之后要给糖糖 1 ~ 3 秒的停顿，观察糖糖的反应，反应正确要立即强化，反应错误要消退。最后，一旦糖糖没有积极的正确反应，要立即穿插维持项目（已掌握的技能）或者改变强化物，不可继续重复教学。"

第二天上课之前，糖糖妈妈高兴地告诉我："杨老师，糖糖接儿歌了！说得特别好，特别清晰！"我说："糖糖很棒，您做得也很好，我们慢慢来，一步步打开糖糖的语言大门。"

　　糖糖真是个优秀的孩子，自从那天之后，每天都会给我们带来不一样的惊喜。慢慢地他开始接"戏""娘""婿""不吃""两百"等，尽管都是句末字，但这已是巨大的进步和全新的开始。这给我和糖糖爸爸妈妈都带来了莫大的感动和十足的动力。同时，我建议家长泛化儿歌和游戏，增加语言刺激，创造语言环境；泛化任务和环境。个训课上开始命名卡片、实物，仿说儿歌。很快，小糖糖能说3个字、4个字的短语和短句了。这是我没有想到的。

　　但是，问题也逐渐出现，糖糖开始不断地问："这是什么？"无论这个物品他是否认识，只要见到就会问。在与家长沟通中我也了解到糖糖在日常生活中会出现这样的问题，家长感到很困惑。为解决这一问题，一个小小的策略开始实施。

　　在个训课上，我会呈现糖糖已掌握的卡片，当糖糖说"这是什么"时，我会立即给予错误信号，说："不对，这是——"让糖糖接物品名称，直到糖糖说出正确的名称并立即强化，即对糖糖实施差别强化。当进行新的语言内容教学时，避免出现卡片和"这是什么"的语言刺激，直接说出物品名称，减少糖糖说出问题句子的机会和前提刺激。

　　在家庭训练中要求家长灵活地变化指令，如："糖糖，哪个是某某？""糖糖，某某在哪里？""糖糖，找一找某某。"一方面可以泛化指令；另一方面也可以促进儿童的语言理解能力，使糖糖的头脑中不仅仅有单一的句型。同时，我也要求家长在家庭环境中尽量避免说出"这是什么"的问句。

　　训练大约1周之后的一天，糖糖妈妈说："杨老师，糖糖怎么还老问'这是什么呀'，我已经不知道该怎么办了。"看着她焦急的样子，我的心里也五味杂陈，一边安慰她一边说道："糖糖年龄毕竟还小，刚刚对这个世界有所认知，不免会产生好奇心，这是正常的现象。但是既然我们采取了这样的办法，就要坚持下去，这场'战争'才刚刚开始，不要放弃，一起加油！"糖糖妈妈的心情慢慢平静下来，说："您说的对，我有的时候就是心急，每天都会给自己很多的压力，既然您这样说，那我们就再坚持一下。"我立即说："对，我们再坚持一下，出现问题我们就解决，一次不行我们就试两次，总会成功的。"

　　解决儿童的问题行为的办法之一就是坚持自己的原则，又过了大约两周的时间，糖糖的问题行为终于减少了，即使偶尔出现"这是什么"的问句，糖糖也能正确地反应，不会出现错误的反馈。这是坚持的结果。而我也及时强化了家长的行为，夸赞他们做得好。这样，老师与家长之间更增加了信任，为以后的教学和行为管理奠定了良好的基础。

　　在机构接受两期的康复训练后，小糖糖能与机构的同龄小朋友做分享，能简单地提问，能回答自己和家人基本信息，能主动提简短的要求，或要求别人做动作等。对于一个刚满2周岁的小宝贝来说，这已是巨大的成就。离园时，家长对宝贝的康复情况表示满意，这让我很欣慰也很开心。小糖糖离园后进入一家幼儿园学习，据了解，在那里小糖糖开始有了自己的社交圈，情感变得更加丰富，语言表达和理解能力也有了提高，真为他感到高兴。

这就是小糖糖的语言发展"始"，用游戏打开了语言的大门。也许通往语言之门的道路荆棘密布，我希望同仁们能和家长进行及时的、良好的沟通，一起找到解决问题的方法，让我们的宝贝顺利成长。最后，无论您是什么样的职业和身份，不论您以怎样的途径读到这篇文章，希望您都能以宽广的心胸包容他们，帮助他们，祝福我们的宝贝们健康成长，愿有更多的人关爱这片星空！

点评

通读全篇，我感受到老师对孩子的浓浓爱意，对这份特殊事业的拳拳敬意。正是有了这份爱心、耐心和恒心，老师才能在糖糖小朋友的成长之路上，用自己的所学去帮助他练习发音，学习说话，运用语言。

在文章的开始老师详细记录了糖糖的基本情况，以及如何运用游戏去开发糖糖的语言功能；当糖糖出现了刻板的语言"这是什么"这种现象时，老师也能及时找到问题的原因，去合理分析，找到症结所在，在课堂上有效地纠正糖糖的"复读机"行为，而且及时地把解决方法告知家长，督促家长在生活中同步进行，做到家校结合，家校统一。老师了解家长出现的焦虑心理并开导他们，让大家能够共同为了帮助糖糖而努力。

47. 小蜗的多彩世界

之所以用"小蜗"来做这个个案的名字，是因为本文中的小主人公像动画片《海绵宝宝》中的小蜗一样，做起事来总是慢慢的，但骨子里又是个不折不扣的完美主义者，凡事要求精美，不允许失误、瑕疵。

小蜗，男孩，4岁，具备与年龄相当的认知技能，能进行简单的对话，有很好的运动协调能力。小蜗是班里最乖、最配合老师的学生，他能跟随老师进行课堂互动，遵守课堂常规。但问题来了，凡事都能做好的小蜗，一旦遇到他难以掌握的学习任务时，他往往是班里学习得最慢的一个，不是因为学得慢，而是过不去心里的"坎儿"。

问题发生在精细课上，我们有一周的课堂主题是涂颜色。第一节课的课堂任务是涂3个简单的图形。老师老师要求小朋友们握笔姿势正确，不出边框地将图形涂满颜色即可。在这节课上，小蜗的握笔姿势很正确，而且有边框概念，但小蜗只涂了一个圆形，还是在我的多次语言提示下完成的。由于小蜗没有完成课堂任务，他没有得到课堂强化。下课之后我与小蜗妈妈沟通了一下，让妈妈回家加强涂色练习，并且允许妈妈明天进入课堂辅助小蜗。第二天，妈妈进入课堂帮助小蜗。自尊心极强的小蜗，看到班里只有他一人需要帮助，情绪问题逐渐显现出来，刚开始是拒绝妈妈的帮助，到最后直接跑到教室后面哭闹起来，嘴里嚷嚷着："我不涂色，我要下课，我要回家。"妈妈看到这样的场景，无奈地摇摇头说："在家里比这闹得还凶呢，根本没办法教，老师，你说这么简单的涂色他怎么就是不会呢？"看到妈妈无助的眼神，我感同身受。于是，经过和妈妈的沟通，我们决定将涂颜色拿到个训课上去教。

综合之前小蜗上精细课的表现，小蜗的手眼协调是没有问题的。这时，我把分析的重点放在了教学材料上。精细课上的图形边框粗细都是原始数值，没有经过线条加粗的处理。这时我想是不是给小蜗的任务过多，小蜗长时间得不到强化物，导致自尊心受挫，从而影响了学习呢？带着这些疑问，我们的个训课开始了。

由于怕小蜗对涂色心存芥蒂，我没有直接给他涂色的任务，而是将涂色的内容加入到他的代币系统中。我把代币改成了没有涂满颜色的心形，需要涂的部分很小，涂三四下就可以涂满。同时，我也将强化比例从3降到了1。学习任务主要以维持复习为主。学习开始了，我拿出小蜗已知的项目，"小蜗，你来说一说手机是用来做什么的？""手机是打电话用的。""对了，小蜗棒极了，老师奖励一个心形哦！"接下来就是引导小蜗涂色，"小蜗，这个心形有一块没有颜色，你能帮帮老师吗？"小蜗刚开始看到蜡笔拿出来，表情还是稍显痛苦了些，但一想到一个心形就能兑换一个大卡车，他也就接受了。他拿起笔涂了几下，然后示意我涂完，我说："哇，一个完整的心形，大卡车开过来喽，我们一起去送货吧！"这是个完美的开始，同时也证实了我之前的假设，精细课上的任务对于小蜗来说太多了。经过 3 天的练习，通过这种强化物配对，小蜗对涂色没有刚开始那么排斥了，于是我将它转化成课堂上的学习项目，但还是对教学材料进行加工，比如将边框加粗，尽量让图形保持在矿泉水瓶盖大小，让小蜗很容易完成学习任务，并给予及时强化。

当我觉得小蜗已经掌握这种涂色技巧时，我将没有加粗也没有缩小的正常大小（四分之一 A4 纸大小）的图形让小蜗来涂色。这时问题出现了。小蜗在正常大小的图形中，只涂一块，而且只要不提示他就会一直涂一个地方，就像看不见其他空白的地方一样。除了口头提示，我也运用一些计时的方法，给他设定 3 分钟要求他完成。但他的注意力完全集中在时间上面，嘴里还念叨着："我要快一点儿，一共 3 分钟……"但他还是只涂一个地方。由于太"要强"，小蜗对自己没有在规定的时间内完成任务非常自责。这样一来，小蜗不仅不能将形状涂满，还一度出现了排斥上课的情况。尝试失败了，没关系，再来一次。这一次，我考虑到小蜗对我夸赞依赖的问题，决定让小蜗独自一人在个训教室中进行涂色练习，并在课程开始之前，给他看了一段他特别认真完成的穿珠子的视频，并告诉他："老师喜欢认真的小蜗，所以小蜗要加油哦，画好之后告诉我，老师就在门口等你。"课程开始了，我满怀期待透过玻璃观察，等待着"奇迹"发生。结果小蜗还是在那里慢悠悠地涂着，画出来的就像是蜗牛爬过树叶留下的痕迹。又一次失败了。我和小蜗都陷入了涂色这座"围城"。我进不去，小蜗出不来。情况僵持了 1 周，虽然没有突破，但我们还是坚持做涂色的维持训练。

有一天午休，我拿出一张白纸画了一个心形，拿起一支蜡笔，心里想着假装自己是小蜗在涂色。画着画着，突然发现，其实我们在涂色时，也是一块一块涂的，只是我们无形地把一个图形分成了几份。那么，小蜗是不是缺乏这种分块的能力呢？这时，我想到前些天在教小蜗按顺序完成任务，即让小蜗根据文字或图片提示，按照步骤完成 3 ~ 4 步任务。于是，我将图形分成 4 份，并编好号码。小蜗非常喜欢认字，为了投其所好，我在纸的上端写上操作步骤，作为视觉提示：第一步，涂 1 号区域，第二步，涂 2 号区域……这时，情况发生了微妙的变化，小蜗就像之前做顺序操作任务一样，看着说明，一步步地独立地将图形涂满了。但依赖这种视觉上的辅助并不是我们最终所要达到的目标。接下来，我开始逐渐减少区域的划分，用浅灰色的笔书写步骤和区域编号，最后不用文字提示。由于小蜗接受力较强，所以在辅助渐退的过程中，并没有完全遵循渐退的步骤进行。经过 1 周的练习和泛化，最终小蜗学会了独立涂形状及常见物品。

现在，小蜗学会了涂色，爱上了涂色。他在幼儿园里还学会了自己想象着画画。希望多彩的颜色、多彩的图画让小蜗的世界变得更加丰富。

点评

　　小蜗的这个案例给了我很大的启发，面对涂色的难题，老师先用代币小红心自然切入，再适时降低训练难度，消除小蜗对涂色训练的排斥，引起兴趣。这个切入点想得非常巧妙，使强化物的给予自然及时。之后又对涂色任务进行分区练习，采用任务分解的方式来降低难度。这些对教学是很有帮助的。

　　得到启发的同时，我也有一些自己的浅拙的想法。在降低难度训练时，老师"将没有加粗也没有缩小的正常大小（四分之一 A4 纸大小）的图形让小蜗来涂色"时。结合平时的一些小经验，我想可不可以把"难度恢复"的这个过程分步体现出来？不要直接给他原始数值的图形，从瓶盖大小的图形加大到九分之一 A4 纸大小，再到八分之一、六分之一，最后再给他四分之一 A4 纸大小的图形，并且继续使用加粗的边框，直到小蜗适应了 A4 纸大小图形的涂色，再把边框变细。这种训练中逐渐加大难度的方法，是否也可以尝试一下呢？

48. 睿睿的零食情结

睿睿今年4岁半了，是一个活泼可爱的小男孩，有语言，认知理解能力也较好，但是在人际交往方面还是存在许多问题，比如：在集体游戏中参与性不高，抢其他小朋友的玩具，不会分享自己的物品给其他人（尤其是零食），典型的一枚小"吃货"。

根据睿睿妈妈描述，睿睿在家里对吃的也是很执着的，爸爸妈妈向他要吃的，睿睿也不会给，更别说其他人了。在上个训课的时候，当睿睿正在吃苹果的时候，我说："睿睿，给臧老师吃一块，可以吗？"睿睿听到后会非常迅速地把剩余的苹果都吃掉，嘴巴里塞得满满的，像个贪吃的小松鼠。妈妈对于睿睿不会分享的情况很是苦恼，所以在个训课上我要来出招喽。

其实分享和合作就像是一对孪生姐妹，没有分享就没有可能与人合作，而合作的成果也往往是在分享中得到认可的。因此我们要在日常生活中随时注意培养这种意识。比如我们在晚饭后吃水果，故意创设只有一根香蕉的情境，然后询问爱吃香蕉的孩子："你想吃香蕉么？""还有谁想吃香蕉？""只有一根香蕉，应该给谁吃？"他不想给也没关系，主要是让孩子了解，除了他之外，还有别人想要，进一步培养分享意识。

在课程开始前，我让睿睿妈妈准备了一些睿睿常吃的零食，如："好多鱼"饼干、薯片、"呀土豆"薯条、青豆、海苔、山楂片。在这里睿睿的喜好程度是"好多鱼">"呀土豆">薯片>海苔>青豆>山楂片。看看，睿睿是不是个名副其实的小"吃货"。

好啦，我们要开始学习啦！首先我和睿睿玩了一个之前学习过的小游戏，"拉个圆圈走走"，"拉个圆圈走走，拉个圆圈走走，走，走，走，看谁最先（ ）。"括号里是常见的大动作指令。游戏规则是谁先做出括号里的动作，谁就可以得到一小包零食。睿睿参与游戏的能力还不错，也能够积极配合老师，我需要做的事情是帮助睿睿学会分享。所以在玩游戏的时候我"耍诈"，故意把"好多鱼"留给了我自己。

"睿睿，你想吃哪个？"

"我想吃'好多鱼'。"

"可是刚刚臧老师赢得了游戏，'好多鱼'奖励给臧老师了，如果你想吃的话，我可以分享给你，但你也要把你的青豆分享给我，好么？"这个时候睿睿并没有发脾气，他更想要我手里的"好多鱼"，所以睿睿还是很配合地向我提出了要求，我也满足了他，并强调了"分享"两字。

下一轮游戏结束后，睿睿得到了薯片，我得到了海苔。到了分享环节，我故意用一种很不开心的语气告诉睿睿我不喜欢海苔，我也想要吃薯片，问他可以分享给我一点点么，结果睿睿出乎意料地答应了，虽然只是给了我一小块，但是我明白这是睿睿在一点点学会分享。

经过1周的练习，睿睿已经逐渐摸索出这个游戏的"门道"了。在接下来的游戏过程中睿睿会有意识地去赢，然后把他不是太喜欢的零食"奖励"给我，爱吃的东西留给自己。嘿嘿，这招我也会。游戏进行了3个回合，结束后清点各自的"战果"：睿睿得到了"好多鱼"、青豆和薯片，我得到了"呀土豆"、海苔和山楂片。

"睿睿，现在我们可以分享了，只能交换一次，好好想想你要换什么。"

"臧老师，我想要'呀土豆'。"

"恩，想要'呀土豆'，需要用5个'好多鱼'换。"

"可以。"

就这样我们都吃到了自己想要的零食，同时睿睿也慢慢地学会了和老师分享，接下来就需要泛化了。

在接下来的1周时间里，我找来了睿睿的好朋友萌萌。萌萌是个会分享的小男孩，希望在萌萌的帮助下，睿睿能够学会同伴间的分享。

首先，我让睿睿邀请萌萌一起参加游戏"拉个圆圈走走"。我向萌萌说明了这个游戏的规则并且给萌萌做了示范，让萌萌充分地理解这个游戏的具体玩法。

其次，我作为引导者，从旁给予必要的协助或提示，帮助他们玩得成功，玩得开心。

最后，在游戏结束之后，我要作为裁判，来帮助两个小朋友进行后续分享，当然零食和之前相同。

"睿睿，萌萌，看看你们得到了什么奖励？"

"我得到了海苔，萌萌得到了'好多鱼'，我想吃'好多鱼'。"

"恩，那你要和萌萌分享，把你的海苔给萌萌吃，萌萌也会给你吃'好多鱼'。"

睿睿欣然同意，吃到了喜欢的"好多鱼"，高兴地跳来跳去，和萌萌继续游戏的积极性也更高了。在和萌萌的良好互动的基础上，我再接再厉，找到第二个小朋友，方法同上，效果也挺好的。

在此基础上，我增加了参与游戏和分享的人数，变成了3个小朋友。游戏环节没什么问题，孩子们一如既往地热情高涨。但是在分享的时候，睿睿发了脾气，他只愿意和萌萌分享，坚决不给豆豆，又哭又闹的。这时候我把睿睿带到了隔壁教室，问他怎么了，为什么不给豆豆分享，睿睿说如果分享给豆豆，自己就不够吃了。唉，真是个贪吃的小家伙。我告诉睿睿会分享的孩子是最棒的，分享之后会有超级大奖，睿睿连忙追问超级大奖是什么，我从身后拿出一包薯片递给他，这就是超级大奖。后来睿睿和豆豆也做了分享，并且得到了超级大奖，心情那叫一个爽！

在未来的两周，分享作为个训课的维持项目，每天都在进行，而睿睿也在一天一天地进步。慢慢地睿睿可以和参与游戏的小伙伴们一起分享零食了。从3个小朋友到4个、5个小朋友，睿睿都可以逐个和他们分享零食，同时从他人那里得到其他的好吃的，啊呜啊呜，把它们都吃完。看着睿睿吃得一脸满足的样子，我也很开心。

只做到和参与游戏互动的小朋友分享就是完成教学了么？不，这不是终点，是另一个新的起点。我还要教睿睿随机地和他人进行分享，当睿睿看到别人手里有零食的时候，让他学会表达想要的意愿，然后告诉他"想要得到，先要分享"的道理。

睿睿的可喜变化告诉我们，只要方向正确，方法得当，团结家长和老师一起坚持做下去，就一定会结出丰硕的果实。

点评

通过此篇文章，我感受到老师是一个非常可爱的人，在教学过程中充满了乐趣，使儿童很快、很好地接受了分享的意义，体会到与人分享的快乐。老师能充分地掌握和利用睿睿的零食偏好，循序渐进地引导睿睿从遵守规则到分享物品。能从儿童最感兴趣的点出发进行教学，也是我们在教学上必须掌握的技能。同时老师也注重分享和合作在同龄人之间、师生之间的泛化，也注意从分享食物泛化到分享玩具，最后到随机分享。希望在以后的教学和生活中，睿睿有更大的进步！

49. "小疯子"变成小绅士

　　每当家长牵着孩子的小手来到阳光友谊儿童康复训练中心，他们经常会对老师们说这样的话："老师，我把孩子交给您啦！"这听起来似乎是一句平常的话语，可是，仔细一想，这句话里饱含着信任、嘱托和期盼。因此，当家长把孩子交给机构和老师时，也就等于把无限的希望交给了我们这些特殊教育工作者。

　　小虎，是一个皮肤白皙，长相俊俏的小男孩，3 岁时被诊断为孤独症谱系障碍，进入机构时 3 岁 4 个月，有语言。家庭成员有爸爸、妈妈、哥哥。带养方式为宠溺型。我记得爸爸妈妈第一次带孩子来到咨询室时，看到桌上的电脑就一脸凝重，紧紧抱住孩子不敢让他下地，然后对我说："老师，您能先把电脑关上吗？孩子看到电脑就要玩游戏，必须要玩够了为止，只要中途阻止他就会发脾气，哭闹、打滚、撞头。"家长迫切想解决孩子发脾气的现象，用家长的话说："这孩子一发起脾气来，就像个小疯子，我们真的管不了，并且越来越不敢往外带了，因为我们不能让所有地方都关上电脑，收起他感兴趣的东西。"家长的话里透着深深的无奈。

　　入园后的 C-PEP-3 测评结果如下：模仿，30 个月；知觉，38 个月；精细动作，33 个月；粗大动作，35 个月；手眼协调，32 个月；认知表现，34 个月；口语认知，30 个月。通过评估与了解，我在常规方面（叫名字有反应，听从简单指令）、大动作模仿（拍手、跺脚、拍头）、认知方面（常见 10 种蔬菜卡片分辨）、沟通领域（表达简单日常需求）选取了第一阶段的训练目标。通过 1 个月的训练，选取的目标完成90%。小虎非常喜欢上个训课，每次上个训课时都独立跑到个训教室，坐到小椅子上，自己拍手，然后自我强化说："真棒。"

　　第二阶段是改善问题行为。家长迫切希望改善的问题行为是能够控制他玩游戏的时间，在阻止他继续游戏时不要出现问题行为。

　　我们首先对问题行为进行功能评估，选用间接法（与家长详细了解在家出现问题行为的具体情况）进行情况了解。

　　小虎在家出现的问题行为包括哭闹、扔东西、躺地上打滚、撞头。通过和小虎妈妈访谈得知，小虎在家非常喜欢玩电脑，自己会打开电脑，打开浏览器，找到小游戏网页，进入游戏并能自如切换。家长开始看到小虎能在无人教授的情况下独立熟练操作电脑，感到小虎是个电脑天才，每次都表扬。后来当发现小虎游戏的时间越来越长想要阻止时，已经阻止不了了。每次只要一提示他结束游戏，他就开始发脾气，如果强行结束游戏，他就会哭闹、扔东西、躺在地上打滚，近期又加上了撞头的行为。每当这些行为一出现，爸爸妈妈为了防止他有更多的问题行为出现，都答应让他继续玩，直到玩累了为止。一般他自己玩游戏的时间为1.5～2个小时。为了防止小虎问题行为的出现，爸爸妈妈只能把家里的电脑收起来，趁他不在家或者睡着的时候才打开用。每次出现问题行为时，家长都是讲道理、安抚，最后妥协。

根据爸爸妈妈的描述，我建立了一个对问题行为的功能假设。每当在他没玩够时让他结束游戏，小虎就会出现哭闹、打滚、撞头等问题行为。问题行为一出现，家长就增加了对他的关注，出现讲道理、安抚等情况，这些情况是对小虎问题行为的强化。

对小虎的治疗方案如下：

1. 教他使用计时器。在个训课上我教小虎使用计时器，帮助他建立时间概念。他自己选择了喜欢的玩具火车，我和他一起在计时器上设定1分钟的时长，计时器一响，告诉他时间到，要把玩具火车交给我。如果顺利给我，马上给他最爱吃的薯片进行强化。当他熟练地操作计时器，并能做到听到计时器响就主动停止正在进行的活动时，我让他玩儿手机游戏，选一个他不太会玩的拼图游戏，当计时器一响时就要把手机还给我，因为游戏对他来说存在着一定的难度，所以他的兴趣不是很浓，拿来与拿走都不太容易引起他强烈的情绪反应。

2. 手机游戏也能够很好控制的时候，我开始带他到办公室进行电脑游戏操作。根据游戏的时长，开始设定时间为15分钟，让他能玩完一局。当计时器响起的3分钟前，我开始提醒他：游戏一会儿就要结束了，计时器一响就要结束游戏。计时器响起的2分钟前，我又提醒他：游戏还有两分钟就要结束了，计时器一响就要结束游戏。计时器响起的1分钟前，我再一次提醒他：游戏马上就要结束了，计时器一响就要结束游戏。当计时器响起时，他抬头看了我一眼，但手上的动作还没有结束的意思，我提醒他结束游戏，他有些不情愿地看了看计时器，还是把游戏结束了。当在机构里能控制住他的行为时，我告诉妈妈在家里把电脑拿出来，并用一样的办法进行操作。

3. 进行泛化。当在家里没有很好地控制住自己的行为，出现问题行为时，家庭成员之间要保持一致的处理态度——忽略，并且要忽略到底。妈妈在家也和他一起把计时器设定为15分钟，也像我一样在计时器响起的3分钟之前就开始提醒他。但计时器响了之后，却有了和在机构表现不一样的地方：他想继续玩电脑游戏。妈妈一说话让他停止，他就开始哭闹。妈妈给我打电话，我告诉她把电脑关上并远离他，对他的任何行为都采取忽略的态度。他边哭还会边扭头往外看，尖声叫妈妈，妈妈仍旧不理。他又持续了15分钟的哭闹、撞头，发现仍旧没人理他，自己安静下来找了一桶积木开始搭火车。经过几天的练习后，小虎在家也能够按照计时器的提示，计时器一响就独立结束游戏。爸爸妈妈看到孩子在家的进步，激动地相拥而泣。

突破了这第一个问题，结合教师正确的引导，小虎在各个领域的表现有了突飞猛进的发展，小虎由原来家长口中的"小疯子"变成了现实中可爱的小绅士，家长带养起来更有信心。成长的过程中，小虎可能还会出现这样或那样的问题，但只要我们能够正确地分析问题的所在，并坚持原则，孩子一定会越来越可爱。

有时候，孩子们的一个眼神、一个手势、一个笑脸、一句问候都感人肺腑，因为他们的每一种表达方式都是纯真的，都是发自内心的，如果不是和他们长时间地"亲密接触"是很难理解的。每当看到孩子们点滴进步的时候，每当看到他们表达真挚情感的时候，每当听到他们的感人故事的时候，每当听家长们说起孩子发生可喜变化的时候，我真想发自肺腑地对他们说："孩子，你真的很可爱！"

评语

每一个孩子都是可爱的，即便是孤独症儿童对于家庭来说也应该是一颗装载着幸福的种子，能够给家庭成员带来幸福感和满足感。可是在生活中，有一些孤独症孩子带给家庭更多的是无助与叹息——有的孩子有着严重的问题行为。问题行为的产生绝不是一朝一夕的事情，想改善问题行为也不可能一蹴而就，结合行为发生的前因后果进行细致的观察、分析，能够帮助儿童朝着正常的社会环境迈进一步，也能够让家庭里多一份快乐和幸福。康复的道路布满了荆棘，但只要肯下功夫，家长和教师齐心协力，孩子一定会取得很大的进步。

50. 谭谭学会走楼梯啦

谭谭，男孩，4周岁8个月。谭谭是个早产儿童，早产45天，母亲怀孕时有妊娠期糖尿病，出生时体重4.4斤。由于早产，谭谭出生后身体各项指标发育都晚于普通孩子，直到3岁5个月的时候才会走路，而且一直没有语言。谭谭是4周岁零4个月时来到机构进行康复训练的。刚来的时候谭谭还穿着矫正鞋，走路还不是很稳。经过两个多月的康复训练后谭谭走路比较稳一些了，也不用一直穿着矫正鞋了，一个星期可以有几天时间穿平常的鞋子。有一次，午餐结束后，我和谭谭妈妈带着谭谭一起往宿舍楼走，宿舍楼前的台阶只有3阶。谭谭妈妈拉着谭谭上去，需要给予很多的辅助，拉着他的手同时还要驾着他的胳膊，即便是这样谭谭仍然走不好。看到这个场景后，我想，谭谭已经4岁半了，到现在连上下楼梯都这么困难，大运动的发展对孩子来说太重要了，运动能力的发展对他各个领域的功能能够起到很大的作用。于是，我决定在计划里加入学习上下楼梯的项目，就这样，每节课抽出10分钟的时间进行练习。

在开始练习前，首先要把准备工作做好。

1. 强化物：强化物是孩子学习的动力，所以一定要把强化物准备好，谭谭的强化物有：棒棒糖、开摩托车（小游戏）、蚂蚁上树（小游戏）、手机视频（儿歌和他自己的视频）。

2. 楼梯的选择：上下楼梯对谭谭来说是一个比较难的项目，在刚开始进行训练的时候要选择台阶高度比较低的楼梯进行训练。

3. 练习上下楼梯的先后顺序：上楼梯需要腿部力量比较大，而下楼梯相对比上楼梯来说需要的腿部力量稍微小一些，先从下楼梯开始练习。

4. 练习上下台阶的数量：对于一个新项目的开始，要从最低难度开始练习，也就是说从练习下一个台阶开始练习。

5. 辅助使用计划：辅助的等级由高到低，再逐渐撤除。

准备工作做好后开始进行练习。第1天，我带谭谭走到楼梯跟前的时候，谭谭比较感兴趣，因为选择的楼梯是办公区域的楼梯，谭谭没有来过这边，不知道上面有什么。我拉着谭谭，跟他说："谭谭，我们上楼去看看上面有什么？"这时，我的一只手完全握着他的一只手，给予他很大的力度支撑着他。他在我的支撑下，走得比较稳，每迈一次腿都很稳，我的支撑给了他足够的安全感。就这样我们一起上了二楼的办公区。在办公区域，我一会儿指给他看这个，一会儿指给他看那个，他也比较感兴趣。但是此刻，为了保证他的兴趣，不能在上面停留太久，我告诉他："谭谭，我们要下去了。"就这样我用同样的方式拉着他下了楼。下楼的时候，他也走得比较稳。为了保证安全性，在跟他下楼的时候我侧着身子，一只手拉着他，另一只手伸在谭谭的前面，以防他向前倾倒。就这样，第1天，我们走了两个来回，就不再对谭谭作要求了，直接回教室学习其他的项目。

第2天，我带了棒棒糖，跟他一起上楼梯。上了5阶楼梯后，我告诉谭谭："我们要下楼梯了。"就这样，让他转过来下楼梯，前面4阶是我拉着他，到最后一节台阶的时候，我站在了下面，让他在台阶上。我说："谭谭下来。"同时，我伸给他一个手指头，他扶着我的手指头，下了最后一个台阶。此时，我马上表扬他："谭谭好勇敢啊，自己下台阶了。"我同时把棒棒糖给他舔几下，谭谭非常高兴。当我再一次发指令让谭谭下来的时候，谭谭的动作比上一次快了很多，同样的表扬强化，做了5个回合后，就不再练习了。

到第4天的时候，还是留下一个台阶，让他自己下来，这个时候辅助继续撤除。我还站在下面，但是离他有一定的距离。我张开双臂在下面迎接他。他开始比较胆怯，不敢迈腿，等了几秒，我伸了一个手指头出去，他握住了我的手指头，同时迈了脚。就在这时，我快速把手指头抽回来，他此刻也迈下了台阶。这一次他算是半独立地下来了。我马上把他抱起来，表扬他，跟他玩小游戏。他很开心。我想，这个开心来源于老师对他的表扬，也来源于他自己的成就感吧！就这样练习了几天，谭谭能独立地从下1阶台阶开始，逐渐地能下3阶台阶了，真是一件让我们高兴的事情！

下台阶练习得差不多了，我们开始进行上台阶的练习。上台阶要比下台阶有难度，需要谭谭的腿部力量较大。第一次练习上台阶的时候，留下了最后一阶台阶让他上，我给予他单个手指头的辅助，同时另一只手在他的后背上给予他一些力量支撑他，就这样他上去了最后一个台阶。此时仍然是表扬强化，但是这次效果不像下楼梯那么顺畅，练习了两次他拒绝了练习。此时，我要求他做了一些其他的动作后，就带着他回教室了。

有了今天的情况出现，为了不让谭谭再一次拒绝上楼梯，在使用强化物上，我做了调整。谭谭最喜欢的强化物是手机，手机里有一个宝宝巴士中"我会写数字"的小游戏，比起棒棒糖、挠痒痒来，他更喜欢这个游戏。但是跟这个游戏比，他更喜欢看的是他自己做事情时，别人给他录的视频。根据谭谭的这些特点，第2天，再练习上楼梯的时候，我把手机拿出来，打开了"我会写数字"的游戏，他看了很高兴。这时，我让他等着我，自己快速上楼，把手机放到台阶的最上面，然后再下来，告诉谭谭我们要上楼拿手机玩儿了。他很高兴地跟我上了楼，到最后一个台阶的时候，我减少了辅助，只给了他一个手指头，让他自己用力上，就这样，他上去了，上去后我马上把手机给他玩。慢慢地，他开始愿意上楼梯了。在此期间，我还请了其他老师帮我录了一段我带谭谭上下楼梯的视频，拿这个视频当强化物，练习上楼梯，谭谭也很配合，逐渐地掌握了上下楼梯的技巧。

做这个练习用了将近一个半月的时间。仅仅一个半月的时间，谭谭在上下楼梯上取得了很大的进步。在练习这个项目的期间，我跟谭谭的家长做过沟通，谭谭的妈妈说家人不敢放手，因为怕谭谭摔倒。谭谭的妈妈在我带谭谭练习的时候也会偷偷地看谭谭的表现，她看到谭谭有这样的表现，非常开心。谭谭妈妈说，第一，家人还是对谭谭太过于保护了，不敢放手；第二，他们在方式方法上还做不到这么细致。在我带谭谭练习的时候，他妈妈也会经常去看，也看到了我的操作方法。到了后来，我告诉谭谭妈妈，让她自己回家的时候也要带着谭谭练习。几天后，谭谭妈妈说，开始谭谭抗拒跟妈妈练习，后来谭谭也可以配合妈妈上下楼梯了。

通过这个案例，我总结出了几个要点：

第一，家长过于保护。其实，我们的孩子潜能很大，但是由于家长们细心体贴的照顾，方方面面都替孩子做了，这样孩子很多锻炼的机会就被剥夺掉了，同时也耽误了孩子的个人能力发展。所以，作为家长来说，要学会放手，在给予孩子足够安全的情况下，锻炼孩子自己做事情的能力。

第二，家长要学习方法。孩子的训练只靠机构是不行的，孩子需要配合不同的人做事情，需要在不同的场景中泛化自己已经学会的技能。其中，家庭就是一个很好的自然情景的教学场地，家长要充分利用家庭环境，锻炼孩子的社会技能。孩子真正的进步是靠学校和家庭共同的要求才能达到的，家长掌握一定的训练方法对孩子起到的作用会更大。

第三，作为专业老师，在开始一项新项目的学习前，一定要认真地评估此项目对孩子的难度等级，做好充分的准备工作，把所有细节的都想仔细、想周全。同时，老师在实施教学的过程中要懂得灵活变通，找到对学生最有效的强化物。

第四，专业人员在使用强化的时候，一定要将强化分等级，不同程度的强化物一定要用在不同的难度等级的项目上。

学生的点滴进步给予我们的都是最好的礼物、最好的强化。我们要永远看到孩子的闪光点，不断地去鼓励他们，他们回馈给你的一定是最大的惊喜。

评语

在儿童发展早期，运动能力和语言能力的发展有黄金干预期。在5岁之前进行持续的干预，康复效果事半功倍。教师能关注到学生的运动能力的发展，并选取了上下楼梯作为教学素材，能够真正解决学生在生活中面临的问题。在选取教学目标时，我们一定要有学以致用的意识，教授学生的技能一定要在生活中得到足够的练习，并能够改善学生的生活质量。这位教师教学手法细致，很有耐心，并懂得灵活运用强化物，设置难度时也是学生努力便能达到的，让学生认为练习上下楼梯也是一件极有趣味的事情。

51. "大"脾气变"小"了

　　这是一个家长电话咨询的故事。故事的主人公叫遥遥，是个 5 岁的小男孩，在机构训练了 1 年多之后，由于各方面能力都不错，现在开始全天上幼儿园。他能说 5 ~ 7 个字的长句子，可以与人进行简单的对话，虽然理解力不错，但是脾气很大，轻则大声哭闹，重则会摔东西尖叫。尤其是在家里，很多时候妈妈对他的大脾气不知该如何是好。下面就是妈妈反映的在家里发生的情况。

　　遥遥在家里玩玩具，妈妈在电脑前工作。遥遥想让妈妈陪他一起玩玩具，于是叫："妈妈来。"妈妈回答他："你自己玩，妈妈做完工作再陪你。"过了一会儿，遥遥大声叫起来："妈妈来。"妈妈还是说："你自己玩，妈妈有事。"遥遥有点不高兴，更大声地叫起来："妈妈陪我！"妈妈觉得不应该每次都答应遥遥的要求，这样会影响自己的工作，于是没有搭理他。过了 1 分钟左右，突然听见东西摔在地上的声音，妈妈赶紧跑到遥遥玩的地方，发现地上有摔碎的玩具，于是问："怎么回事？遥遥怎么了？"遥遥说："妈妈陪我玩。"妈妈怕遥遥还会摔东西，于是安慰了遥遥之后陪他一起玩玩具。过了一会儿，妈妈让遥遥自己玩一会儿，自己又回到电脑前去工作，遥遥又开始叫妈妈陪他。妈妈有点生气，想要继续工作，于是走到遥遥跟前大声地训斥遥遥："刚才已经陪你玩了，现在妈妈要工作了，你要听话！"等妈妈走开后，遥遥更使劲地摔东西，嘴里还气哼哼地大声叫："和我玩，和我玩。"妈妈没有办法只好陪他一起玩玩具。

　　类似这样的情景，在家里还发生过很多次。妈妈很苦恼，一方面不想耽误工作，另一方面又不知道该如何让遥遥不发脾气，于是向我发出了求助。我对遥遥的这种行为进行了功能分析，首先排除了自我刺激和逃避任务的功能。假设遥遥摔东西的行为的前提是妈妈没有陪他玩玩具，其强化物是妈妈陪他玩玩具，行为功能是为了获得妈妈对他的关注。为了验证这一假设，我让妈妈对遥遥的行为进行记录。通过记录我发现只要妈妈马上答应遥遥一起玩玩具，遥遥就不会出现摔玩具的行为；当遥遥叫妈妈两三次妈妈没有及时陪他一起玩的时候，遥遥就会摔玩具。由此可以推断获得妈妈的关注是遥遥摔东西这一行为的强化物。这里需要说明的是，看儿童、对儿童进行表扬是对儿童的关注，打骂儿童也是一种注意力的给予。

　　为了预防遥遥摔东西这一行为，我让妈妈在忙自己的事情的时候，不时地去看看遥遥和与遥遥玩一会儿。当妈妈提前、适当地满足了遥遥获得关注的需求时，他不好的行为就会得到预防。这属于一种前提控制方法。预防问题比出现问题之后再想办法解决更好，这样家长不会被儿童牵着鼻子走。妈妈听了建议之后，照着这样去做发现效果还不错，遥遥哭闹摔东西的行为似乎消失了。妈妈逐渐找到了一些自信，放松了"警惕"。

这时问题又来了，有时候妈妈工作起来不能总是打断去看遥遥，遥遥就故态萌发，开始大喊大叫甚至摔东西。每当这时候妈妈又不得不暂时中断工作去安慰遥遥。几次之后，遥遥的脾气似乎更大了，妈妈很疑惑，为什么消失了的行为又重新出现了，甚至更严重了呢？我为遥遥妈妈分析了一下原因：普通儿童在早期发育过程中，也存在一些负性行为（可以理解为不好的行为）。通常这些行为随着儿童年龄的增长，发生频率会降低，并被其他社会能接受的行为（如语言和社交行为）所替代。但是，对于一些孤独症儿童或其他发育障碍儿童而言，这些负性行为并不会消退，反而会随着儿童年龄的增长变得更严重。究其原因，通常是由成人无意的或偶然的强化造成的。遥遥大声叫妈妈时妈妈没有陪遥遥玩，而是在遥遥摔玩具的时候陪他一起玩。遥遥摔玩具的行为实际上受到了妈妈的强化，所以下次他还会继续摔玩具。如果想要消退遥遥摔玩具的行为，妈妈在确保遥遥安全的前提下（例如：买不容易摔坏的橡胶玩具，把环境中易碎的物品收起来，或者铺上地毯等）一定要坚持不理会遥遥的这一行为。这通常很难做到，因为在不理会的前期遥遥的行为可能会出现消失爆发，也就是发脾气的行为会变得更加严重（例如，持续时间变得更长，频率更高，强度更大）。但是只要妈妈能够坚持住，遥遥摔玩具的行为就会慢慢减少直至消失。需要强调的是，如果决定用消失的方法处理遥遥发脾气的行为，那么全家人的态度一定要一致，而且每次都要一致，否则要消退遥遥发脾气的行为将会变得很困难。

听完我的分析，妈妈明白了很多，也知道应该如何应对。在生活中做好预防，等问题真的出现时，全家人坚持一致对待。慢慢地遥遥的大脾气好像变小了，问题好像解决了。但我们的目标不是解决问题这么简单，更重要的是让遥遥知道：他不能这样做，但是他可以那么做。遥遥的理解能力还不错，因此我建议妈妈给遥遥写一个社交故事并配上插图。例如，故事可以这样写：我喜欢妈妈陪我一起玩玩具，妈妈陪我玩的时候我很高兴，可是妈妈有时候很忙不能陪我，当妈妈不能陪我的时候我可以……当遥遥把故事的规则内化后，就可以用来指导现实生活中的行为了。在遥遥表现好的时候，妈妈和家人也要及时强化他，这样他的"好"行为就会越来越多，"坏"行为慢慢减少直至消失。

评语

　　文章讲述了家长咨询的一个故事。在教学中，教师除了要进行学生在机构的日程训练工作，还需对家庭干预给予一些指导。这是一个典型的功能性行为分析个案，当学生出现问题行为时，我们首先应该通过观察记录学生行为出现的前提，在摔东西前发生了什么？是想获得注意力？想逃避任务？想提要求？还是一种刺激呢？通过记录前提出现的内容和频次，我们来分析孩子问题行为的功能是什么，有时候可能一种行为会有多种功能，比如摔东西可能既是吸引关注，也是为了得到某件玩具。只有找准问题发生的原因和功能，我们才能找到最佳的干预方法。